幼少年のための
運動遊び・体育指導

一般社団法人 幼少年体育指導士会 編

株式会社 杏林書院

編集　一般社団法人 幼少年体育指導士会

[執筆者]（執筆順）

小林　寛道　東京大学名誉教授（1章1，1章3）
池田　裕恵　元東洋英和女学院大学（1章2，5章）
野井　真吾　日本体育大学体育学部（2章）
鳥居　　俊　早稲田大学スポーツ科学学術院（3章，4章）
内田　匡輔　東海大学体育学部（6章）
佐々木玲子　慶應義塾大学体育研究所（7章）
中野　貴博　名古屋学院大学スポーツ健康学部（8章）
春日　晃章　岐阜大学教育学部（9章）
小澤　治夫　静岡産業大学経営学部（10章）

序　文

　ちょうどこの原稿を執筆している折，厚生労働省から2017年の人口動態統計が公表されました．出生数は2年連続100万人を割り込み，統計開始（1899年）以来最少の94万6,060人です．その親世代はおよそ140万人，祖父母世代はおよそ170万人誕生しています．合計特殊出生率も2年連続で低下しており，出生数は今後も減少が見込まれているそうです．少子を念頭においた保育・教育を真剣に考える取り組みが求められるのではないでしょうか．

　その一方で，子どもを取り巻く社会環境に目を向けると，それは理想とはほど遠いものと思われます．中でも子ども達がからだを動かして遊ぶ機会や場所は減少し，遊び時間も少なくなっています．環境建築家の仙田満によると子どもの遊び空間量は高度成長期に大きく変化し，減少幅は特に1955年から1975年が大きく，その後も低下は止まっていないとのことです．

　過去10年，20年の社会の変化を振り返って考えてみるに，これからの10年，20年はどのような社会になっているのか予想もできません．この凄まじく変化する時代を子ども達は生きて行かなければならないのです．子ども達にいったいどのような力が必要なのでしょうか．

　平成29（2017）年に告示された幼稚園教育要領，保育所保育指針，認定こども園保育・教育要領では，これからの時代に求められる教育を実現していくために，小学校以降のそれとのつながりもみながら，幼児教育において育みたい資質・能力および「幼児期の終わりまでに育ってほしい姿」が示されました．健康な心とからだ，自立心，協同性など10の姿があげられています．

　すでにそれでなくても「少なく産んで良く育てる」の風潮の世の中，保護者のなかには塾や通信教育，目の前に即成果がみえるいわゆる知的教育や先回り保育に一層拍車がかかると懸念されます．また保護者の要望に押されて幼稚園や保育園でも表面的な早期教育，知的教育に突き進むことも危惧されています．由々しき事態です．

　幼少年体育指導士認定講座は「子どもを元気にしたい」という思いから，体育・スポーツ科学の専門的知識と技能を備え，子ども理解に立つ幼少年期の運動遊び・体育指導ができる人材の養成をするために2009年に開講し，今年10年目に入りました．いま世の中の様子は変わってきました．

　子ども達がからだを動かす気持ちよさを感じ，十分に全身を動かし活動意欲を満足させる体験を積み重ねることで，心身の健康で調和的な発達を促す大切さを痛感

します.少子高齢社会,凄まじい勢いで変化する社会において,それを一層推し進め,生涯を通じて健康生活を営む基盤となる力を,持続的に育んでいきたいものです.

　幼少年体育指導士資格認定講座で使用するテキストは,講座開催の都度作成してきました.内容の吟味・検討,教授法の工夫を重ねてきました.蓄積もそれなりにできてきましたので,この度内容の充実も加えて公刊することといたしました.

　本書の構成は,指導の対象となる子ども達の「からだ」「心」「動作や運動」の発達の理解,それを踏まえた指導法の理解と実践法,そのうえに子どもの育ちの基盤となる「生活」,配慮が必要な子どもの理解と援助等と網羅するよう試みました.

　本書により幼少年期の子ども達の運動遊びや体育の指導およびその研究を進めている人びと,これから学ぼうとしている方々とともに研鑽できることを願っております.

　未来は子ども達が作っていきます.子どもの持つ魅力が存分に発揮される社会,子どもの傍らにいる幸せを感じられる社会になることを祈って止みません.

　最後になりましたが,幼少年体育指導士講座について当初から理解とご支援を下さいました杏林書院の太田康平氏が本書の作成にあたりましても具体的なアドバイスと編集でサポート下さいました.お世話になりました.ここに記して感謝申し上げます.

　2018年6月

編者代表　一般社団法人 幼少年体育指導士会

代表理事　池田裕恵

副代表理事　野井真吾

目　次

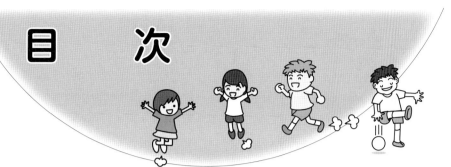

序　文 …………………………………………………………………………… i

1章　幼少年期の子どもの運動遊び・体育指導

1. 子どもの体力・運動能力 ……………………………………………………… 2
2. 子どもの生活と身体活動 ……………………………………………………… 4
   1）遊　び ……………………………………………………………………… 4
   2）習い事 ……………………………………………………………………… 5
   3）お手伝い …………………………………………………………………… 5
   4）メディア接触時間 ………………………………………………………… 6
3. 幼児期運動指針の策定 ………………………………………………………… 6
   1）幼児期運動指針の背景 …………………………………………………… 6
   2）幼児期の運動の意義 ……………………………………………………… 7
   3）幼児期運動指針の骨子 …………………………………………………… 8
   4）運動指導の留意点 ………………………………………………………… 9

2章　子どもの健康と生活

1. はじめに：“おかしさ”に注目しよう ………………………………………… 12
2. 気になるからだの現実：自律神経機能に注目して ………………………… 13
3. 気になる心の現実：前頭葉機能に注目して ………………………………… 15
4. 気になる生活の現実：睡眠に注目して ……………………………………… 17
5. おわりに：子どもの元気を引き出すための仮説的提案 …………………… 18
   1）「光・暗やみ・外遊び」のススメ ………………………………………… 18
   2）「ワクワク・ドキドキ」のススメ ………………………………………… 19
   3）「よい加減」のススメ ……………………………………………………… 19

3章　幼少年期の体育指導に必要なからだの知識

1. 体格の変化 ………………………………………………… 22
2. 循環器・呼吸器 …………………………………………… 24
3. 腎機能，体温調節 ………………………………………… 26
4. 神経系 ……………………………………………………… 27

4章　幼少年期のからだの発達と運動

1. 幼少年期の運動器 ………………………………………… 30
2. 幼少年期の運動器の特徴と幼少年期のけが …………… 32
3. 発育と運動トレーニング ………………………………… 34
4. 幼少年期のスポーツと生まれ月 ………………………… 36
5. 体育・スポーツとけがに対する考え方 ………………… 36

5章　幼少年期の心の発達－遊びを通しての指導ということ－

1. 幼少年期という時期：その心理社会的発達 …………………… 40
    1) 自立の欲求：幼児期前期 …………………………… 40
    2) 自分のからだへの信頼と知的好奇心 ……………… 40
    3) 自他の関係理解の始まり：幼児期後期 …………… 40
    4) 肯定的な自己評価 …………………………………… 41
    5) 人間関係の広がり …………………………………… 41
    6) 確かな自己評価による有能感や劣等感情：児童期 … 41
2. 幼少年期の学び方の特徴 ………………………………………… 42
    1) 今が大切，今に生きる ……………………………… 42
    2) 体験することによって学ぶ時期 …………………… 42
    3) 遊びを通して学ぶ時期 ……………………………… 43
3. 運動遊びで育つ心情や意欲そして態度 ………………………… 44
    1) 動くことそれ自体が嬉しい ………………………… 44
    2) からだを動かして満足感や自信を体感する ……… 44
    3) 自発的・積極的に取り組む態度 …………………… 44
    4) 仲間遊び対人関係の体験や自他の関係理解：自己主張・自己抑制 …… 45
    5) 課題や目標の設定と解決にむけた試み …………… 45

6）さまざまな側面の発達が促されていく ……………………… 45
　4. 運動遊び指導上の留意点 ………………………………………… 46
　　　1）指導と遊びの兼ね合い：指導者の意図と幼児の主体性 ……… 46
　　　2）課題の難しさ・やさしさ：発達の最近接領域 ……………… 46
　　　3）活動の評価：結果を求めない，過程を認める ……………… 47
　　　4）子どもの「育つ」を「育てる」 …………………………………… 47

6章　配慮が必要な子どもの指導

1. どんな子どもにも配慮は大切 ……………………………………… 50
　　　1）困っている子ども達の存在 …………………………………… 50
　　　2）障害者権利条約と合理的配慮 ………………………………… 51
2. アセスメント ………………………………………………………… 52
3. 授業・指導につなげる ……………………………………………… 54
　　　1）アダプテッド・スポーツ ……………………………………… 54
　　　2）授業・指導場面において ……………………………………… 55
　　　3）構造化 …………………………………………………………… 55
　　　4）課題設定の3原則 ……………………………………………… 56
　　　5）スモール・ステップ …………………………………………… 57
3. 配慮が必要な児童生徒の具体的な指導 …………………………… 57
4. また「やりたい」と思わせる指導 …………………………………… 58

7章　幼少年期の動作の発達

1. 動きの始まり：姿勢制御から歩行へ ……………………………… 62
2. 感覚－運動系の神経調節 …………………………………………… 63
3. 基本的動作の発達：よい動きを身につける ……………………… 64
　　　1）走る：移動運動 ………………………………………………… 65
　　　2）跳ぶ：立ち幅跳び ……………………………………………… 66
　　　3）投げる …………………………………………………………… 66
　　　4）リズミカルな動作 ……………………………………………… 67
4. 動作の多様化と洗練化 ……………………………………………… 67

8章　幼少年期の運動遊びの現状と指導上の配慮

1. 現代っ子の体力と運動遊びの現状 ……………………………………… 72
   1）体力測定値の変化 ……………………………………………………… 72
   2）身体活動量の変化 ……………………………………………………… 73
   3）遊びの変化 ……………………………………………………………… 74
2. 運動実践の評価：体力テストと動きの観察評価 ……………………… 75
   1）幼児の体力テスト ……………………………………………………… 75
   2）動きの観察評価 ………………………………………………………… 75
3. 運動遊び促進の重要性とその効果 ……………………………………… 76
   1）体力・運動能力を中心とした効果：健全なからだの発育発達と
      良好な生活習慣形成 …………………………………………………… 76
   2）体力・運動能力の向上：巧みさ，器用さ，全身持久力，筋力，
      危険回避能力の向上 …………………………………………………… 77
   3）体力・運動能力以外の面での効果：非認知的能力の
      発達（意欲，社会性，有能感など） ………………………………… 77
   4）認知的能力の発達：脳機能の発達 ………………………………… 78
4. 運動遊び場面での配慮事項 ……………………………………………… 78
   1）指導者側の準備 ………………………………………………………… 78
   2）子ども（保護者）の準備 ……………………………………………… 79
   3）運動指導実践時の配慮：運動プログラム上の配慮 ……………… 80
   4）運動指導実践時の配慮：教育的要素の配慮 ……………………… 81

9章　運動遊び指導の基本と実際

1. 運動遊び場面での配慮事項 ……………………………………………… 84
   1）よい指導者としての観点 ……………………………………………… 84
   2）子どもが運動遊びに夢中になる条件 ………………………………… 86
   3）遊び環境への配慮 ……………………………………………………… 87
2. 発達の特性に応じた遊びの提供 ………………………………………… 87
   1）主体的な取り組み ……………………………………………………… 87
   2）多目的な運動遊びの提供 ……………………………………………… 87
   3）投動作の指導 …………………………………………………………… 88

3. 集団で楽しむ運動遊び ………………………………………… 89
　1）遊びのアレンジ ……………………………………………………… 89
　2）実際に使える運動遊びと遊びのアレンジ法 …………………………… 89
　　（1）言うこと一緒，やること一緒 ……………………………………… 90
　　（2）ドンじゃんけん ……………………………………………………… 92
　　（3）子とろ子とろ ………………………………………………………… 94
　　（4）修行鬼ごっこ ………………………………………………………… 96
　　（5）氷　鬼 ……………………………………………………………… 98

10章　幼少年期から思春期・青年期につながる指導，望まれる指導者

1. よい「体育・運動」指導とは ………………………………… 102
　1）よい体育・運動指導の条件 …………………………………………… 102
　2）よい体育・運動教材のつくり方 ……………………………………… 102
　3）教具の活用で子どもの活動量は増える ……………………………… 102
　4）教具で楽しくなる授業の工夫 ………………………………………… 103
　5）指導言語の工夫と活用 ………………………………………………… 104
　6）場の作り方 ……………………………………………………………… 104
2. 子どもの発育発達に応じた指導 ……………………………… 105
　1）発達段階に応じたカリキュラム編成と運動の考え方 ………………… 105
　2）体力・運動能力を高める学校におけるカリキュラムとシークエンス … 105
　3）「子どもが力を出し切る」学級・学校づくり ………………………… 106
3. 子どもの体力低下とその実態 ………………………………… 106
　1）体力上位県と下位県の違い …………………………………………… 106
　2）生活習慣の悪化と健康状態の変調 …………………………………… 107
　3）からだは夜つくられる ………………………………………………… 107

索　引 ……………………………………………………………………… 110

1章 幼少年期の子どもの運動遊び・体育指導

　子どもは母親の胎内にあるときから生命が育まれ，約10カ月を経て出生する．誕生後の成長には，栄養をはじめ生育環境が大きな影響をもたらす．子どもは動物たちと同じように自発的に手足や指やからだを動かし，眼や耳，皮膚などの感覚器官をとおして成長に必要な刺激とふれあい，内発的な機能の発達させていく．

　そうした乳児期を経て幼児期，学童期へと成長していくが，幼児期や学童期は子ども達のからだや知的発達にとって特に大切な時期で，教育的な働きかけもその人の生涯に及ぶ影響力をもつほどである．

　とりわけ幼少年期の遊びや運動は，心やからだの発達に欠くことができないものであるが，近年では脳の発達という観点からも遊びや運動の必要性が認識されてきている．

　本章では，子どもの体力や運動能力の発達の様子を数値化されたデータによって知るとともに，体力や運動能力という指標によってとらえられるものが，子ども達の多様な能力や機能に影響をもっていることを知るとともに，子ども達の遊びや生活の状態，および文部科学省によって示された幼児期運動指針の内容について学ぶことを本章のねらいとする．

1．子どもの体力・運動能力

子ども達が元気に健やかに育つことは親や教育関係者の願いばかりでなく，社会的にも重要な意味をもっている．

子どもにとって「体力」は生命維持にかかわる基本的な身体的機能を基盤として，発育発達期の精神的・身体的な活動を支える「心」や「からだ」(身体)の状態，および動作やさまざまな身体活動を遂行するための身体諸器官のはたらきや能力を総合的に表している．体力の状態は形態や日常生活での活動，および身体運動の遂行時に表れることから，幼少年期の体力・運動能力に関する調査結果や測定値は，子ども達の「心」や「からだ」の発達の状態を知る客観的な指標として重要である．

子ども達の体力や運動能力の発達は，ヒトとして本来備わっている自然発育の要因と，日常生活環境を含めたさまざまな生育環境による後天的な要因によって大きく影響されている．自然発育は身長の発育などにみられるように遺伝的な要素（内的環境），すなわちあらかじめ遺伝子のなかに組み込まれた成長プログラムの進行によるものであるが，後天的な要因（外的環境）が自然発育におよぼす影響は少なくない．子ども達のからだの発育や体力・運動能力の発達の様子には後天的な要因としての社会環境の変化や，生育環境，教育環境のあり方が大きく反映されている．

わが国では文部科学省が1964年から，全国の小学生以上の児童生徒を対象として「**体力・運動能力調査**」[☆1]を実施してきている．小・中・高校生の体力・運動能力には1964年から1990年の約25年間に年次的な向上傾向がみられ，平均値としてのピークに達している．この時期は子ども達の体格（身長・体重）が大きくなり，体力・運動能力の向上が伴っていたと考えられる．また日本の経済も好景気が続き，1990年にはバブルを経験している．1990年から20年間は経済の低迷期を迎えたが，子ども達の体力・運動能力も段階的な低下傾向を示し続け，「**青少年の体力低下**」[☆2]に対して警鐘が鳴らされるようになった．青少年の体力低下とは体格は向上したにもかかわらず，体力テストなどで測定される体力・運動能力の測定値が低く，また日常生活や学校現場において，精神的・身体的な持久力，意欲，集中力にかけるような状態がみられるようになったためである．

その後さまざまな取り組みによって，2015年頃から青少年の体力・運動能力には少しづつ改善の様子がみえ始めている．体力・運動能力の低下傾向は全体的な傾向というよりも個人差の範囲が拡大し，体力・運動能力が低水準の子ども達が増加したという要因によることも指摘されている．優れた運動能力を発揮する子ども達が増加する一方で，運動が不得手な子ども達が増加しているという傾向があり，二極化現象と呼ばれることもある．

幼児期の子どもを対象にした体力・運動能力調査は1970年代から行われ

☆1 体力・運動能力調査報告書：1964年（昭和39年）の東京オリンピックの年から，小学校高学年から中・高・大学生を対象に「体力診断テスト」と「スポーツテスト」を組み合わせた「体力運動能力調査」が全国規模で実施され，毎年10月に「体力・運動能力調査報告書」が文部科学省によって発表されてきた．1999年からは現在行われている「新体力テスト」項目は変更され，小学校1年生から高齢者（79歳まで）の共通項目と，年齢区分ごとの項目に分かれて実施されている．このように長期間にわたって全国規模で子ども達の調査データは世界でも類をみない．

☆2 青少年の体力低下：1964年から開始された「体力・運動能力テスト」の測定結果は，1980年代後半まで年次的な向上をみせ，1990年代からは年次的な下降を示し，「青少年の体力低下」が社会的な問題ともなった．平均値的な時代推移の中で，近年では個人差の拡大が注目され，高い体力運動能力を示す子ども達がいる一方で，低い発達の状態にある子ども達が増加し，全体の統計値に影響をもたらしている．

☆3 認知機能・運動能力：運動能力は認知機能とはあまり関係がないと考えられてきたが，文部科学省の約1万人の子どもを対象にした調査によって，体力水準の高い子どもでは，意欲などの心の働きや社会性，認知的な能力も高い傾向にあることが明らかにされた．近年では運動が脳に及ぼす影響などをはじめ，「運動と認知」に関する研究が進められるようになり，運動の大切さが再認識されつつある．

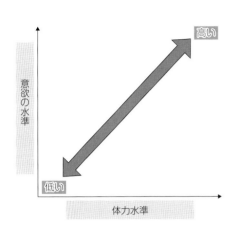

図1 体力水準と意欲水準その関係（文部科学省研究調査報告書より作図）
同じ関係が以下の項目とも同様にみられた．効力感，達成満足感，主体性，ソーシャルサポート，運動欲求，健康統制感．

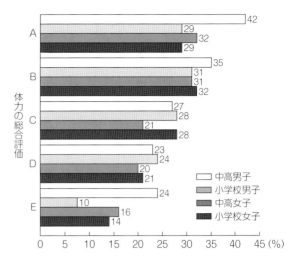

図2 体力の総合評価（A，B，C，D，E）別にみた内発的意欲（自発性）の比較（文部科学省研究調査報告書より作図）
対象は，中高生男子，小学生男子，中高生女子，小学生女子．「自分がやりたいと思うので学習する」：「かなりそう思う」者の割合．体力総合評価が高い群ほど，内発的意欲の水準が高い．

るようになってきているが，全国規模で行われるようになったのは1980年代になってからである．その様子をみると，幼児の体力・運動能力も1990年あたりをピークとして低下傾向にあり，2005年頃から文部科学省は幼児期の運動指導の必要性について取り組みを開始している．

体力・運動能力の低下要因については生活の利便化，食生活の変化などの生活的要因とともに，都市化による環境変化，受験など子どもを取り巻くさまざまな社会的要因の観点から多くの指摘がなされてきた．文部科学省では青少年の体力低下をもたらしている各種の要因について，全国的な規模で調査研究を行い，その要因を究明するとともに「体力向上プログラム」事業を実施しその効果を検討した．

それらの調査研究の結果から，「体力・運動能力」の発達は日常的な生活習慣と密接な関係をもっており，少しだけの働きかけでも子ども達の体力や運動能力，生活態度に大きな影響をもつことが明らかにされた．また，「意欲」「集中力」「積極性」「自己統制力」「社会性」といった，心や脳の働きに関連する「認知的機能」[☆3]の働きも，子ども達の体力・運動能力と密接に関係していることが明らかになった（図1，図2）．

文部科学省では「学力テスト」の実施に合わせて，新体力テストと質問紙調査（生活習慣，食習慣，運動習慣など）を小学5年生，中学2年生の全国児童生徒全員を対象とする**悉皆調査**[☆4]を行った（全国体力・運動能力，運動習慣等調査）．2008～2009年度の調査では調査学校数が約23,000校，調査児童生徒数で約155万人が対象になった．この調査結果から「体力」と「学

☆4 悉皆（しっかい）調査：文部科学省の「体力・運動能力調査」は全国規模で行われてきたが，これは対象校を抽出して行われている．しかし2008年から「全国体力・運動能力・運動習慣等調査」を全児童生徒（小学校高学年・中学2年生）を対象に実施する悉皆調査を実施し，より詳細なデータを集積している．この悉皆調査から体力・運動能力に及ぼす生活習慣の影響や，学力との関係が明らかにされている．悉皆調査は都道府県レベル，市町村レベルでも実施されており，その調査結果が公表されている．

力」には正比例的関係があることが明らかにされ，教育関係者に大きなインパクトを与える結果となった．文部科学省の体力と学力に関する調査結果は県単位のレベルで統計処理されている．体力・運動能力には運動・スポーツ実施状況および実施時間が大きく影響しているが，特に「運動・スポーツを実施しない群」が増加し，また，運動やスポーツをする時間の少ない子ども達の体力低下が目立っている．

こうした状況から，子どもの体力低下に歯止めをかけ子どもの体力を向上させるためは，単に学校や幼稚園，保育所で運動の時間に運動をさせればよいといった考え方ではなく，乳幼児期からの子どもを取り巻く環境の改善や，からだを動かして遊んだり運動したりすることの必要性と重要性への理解を深め，生活全般にわたって行政，幼稚園，保育所，学校，家庭，地域社会が取り組むべき課題であることが指摘されている．近年では幼児期からの運動への取り組みの成果として，幼児期に運動に取り組んだ子ども達が小学生になって体力・運動能力の向上傾向を示しているという報告がなされるようになった．幼児期の運動の必要性について，社会的な認識が高まりつつあるということができる．

2．子どもの生活と身体活動

1）遊　び

就学前の幼児を対象に10年ごとに健康度を把握した調査（日本小児保健協会，2011）の2000年値と2010年値の推移をみると，2歳以上全体で，ごっこ遊び65％→68％，お絵かき・粘土・ブロックなどの造形遊び62％→75％，ボール・すべり台などの運動遊び59％→59％，絵本31％→56％，テレビ・ビデオ26％→51％，自転車・三輪車など54％→43％，テレビゲーム11％→17％と推移している．1990年値では自転車・三輪車が69％，テレビゲームが12％なので，自転車・三輪車は減少傾向を，テレビゲームは増加傾向であることがわかる．

からだを使った遊びの時間ということでは，全身を使った遊び・運動（鬼ごっこ，かくれんぼ，ボール遊び，すべり台，砂遊びなど），通園の歩行や散歩などからだを動かしている時間は，2時間以上が41.8％，1時間以上に広げると78.4％，反対に1時間未満の子どもが21.6％いる[☆5]．

遊ぶ場所についての5年ごとの調査（2005年，2010年，2015年）では，いつも遊ぶ場所として，自分の家が66％→75％→84％と増加しており，これと反対に「友だちの家」は37％→31％→28％とやや減少している．公園や児童館などの児童施設はわずかに上昇している．子ども達の遊びが家中心になっている（厚生労働省，2008）．

誰と遊んでいるか．平日に幼稚園・保育所以外で遊ぶときの遊び相手は「母

☆5 年齢別の遊びの内容：
2歳代：つみき，ブロック，ミニカー，プラモデルなどおもちゃを使った遊び
2歳後半〜3歳：砂場などでのどろんこ遊び
2〜3歳：公園の遊具（すべり台，ブランコ）などを使った遊び
5〜6歳：絵やマンがを描く，自転車，一輪車，三輪車を使った遊び

表1 平日，幼稚園・保育所以外で一緒に遊ぶ相手

	2005年	2010年	2015年
母 親	80.9%	83.1%	86.0%
父 親	15.2%	13.3%	17.8%
祖 母	17.3%	16.4%	16.8%
祖 父	8.9%	8.0%	8.3%
きょうだい	49.9%	51.6%	49.3%
ともだち	47.0%	39.5%	27.3%
ひとり	14.3%	11.2%	12.5%

（ベネッセ教育総合研究所（2016）第5回幼児の生活アンケート）

表2 習い事をしている子の変化（%）

	習い事をしている	習い事をしていない
第5回調査 2005・2006年 4歳6カ月	38.5	61.5
第6回調査 2006・2007年 5歳6カ月	56.6	43.4

（厚生労働省（2008）第6回21世紀出生児童縦断調査結果の概況）

親」の比率が調査回毎に増え，一方で「きょうだい」や「友だち」の比率が減っている．これは共働きの増加により園にいる時間が増え，園以外の場所で友だちと遊ぶ時間が減っていることが考えられる．少子化のなかできょうだいをもたない子どもが増加したためとも考えられるが，きょうだいの数にかかわらず「母親」と遊ぶ比率は増加している．母子の密着度が高くなっているということであろう（ベネッセ教育総合研究所，2016）（表1）．

2）習い事

習い事をしている子どもの割合は年齢が上がるにつれて高くなっており，3歳から4歳6カ月にかけて増え，5歳6カ月の時点では，半数以上がなんらかの習い事をしている（日本青少年研究所，2007）．また，ある特定の子ども集団を追跡調査したものでは，4歳6カ月の時点では38.5%だったものが5歳6カ月時点では56.6%に増えている（厚生労働省，2008）（表2）[6]．

習い事の種類は，各種調査でともに水泳，体操，ついで英語，楽器，サッカー・バレエといった運動・芸術が高い割合を示している[7]．その一方で，最近の調査のなかには，自分の子どもにはスポーツや芸術よりももっと勉強をして欲しい，そう考える保護者が8年前より10ポイント以上増えているとの報告もみられる[8]．子ども時代の経験をどのように考えるかが課題であろう．

3）お手伝い

子ども達を対象に意識と行動を調べたものによると，普段お手伝いをよくすると思っている子どもは27.2%で，たまにする52.7%であり，あまりしない・ほとんどしないとい回答しているものは19.4%である．

子ども達がするお手伝いの種類は，幼児および小学校低学年対象の調査で共通にみられるものは，食事の支度・調理・片付け・皿洗い，お風呂の掃除や準備である．これは1990年代の調査でも上位であり，どうやら子ども達のお手伝いの定番らしい[9][10]．

☆6 21世紀出生児縦断調査：同一客体を長年にわたって追跡調査する縦断調査として，2001年度から実施をはじめた承認統計．21世紀の初年に出生した子の実態および経年変化の状況を継続的に観察している．

☆7 社会生活基本調査：(総務省統計局，2007)

☆8 「芸術・運動より勉強を」：(ベネッセ調べ，保護者4割の回答；日本経済新聞，2017年11月6日)

☆9 小学生の生活習慣に関する調査：小学生の手伝い3都市比較（日本青少年研究所，2007)

☆10 子どものくらしとお金に関する調査（第3回）：(金融広報中央委員会，2016)

ではいったいどのくらいの時間しているのかだろうか．NHKの生活時間調査（2001）や総務省統計局の社会生活基本調査（2007）によると，1日のお手伝いの時間は10分から15分のなかにある．小学生の勉強が1時間，マスメディア接触が2時間45分であるから，いかにも少ない．これに連動するように，手先の器用さ，生活習慣に関する発達[11][12]も遅れている．

お手伝いというのは，留守番でもする以外は身体活動を伴うものである．スポーツ活動にない動作が含まれていると同時に，人間らしい生活を送るために必要な技術を身につけることができるのである．つまり基本的な自立に不可欠な能力でもある．また誰かの役に立つという経験でもあり，お手伝いをすることによって，子どもは心理社会的に大人になっていくのであるから，重視したいものの1つである[13]．

4）メディア接触時間

テレビ，ビデオ，DVDの普及は子どもの生活に影響してきている可能性はあるが，新たなメディアが乳幼児の生活を決定的に変えるに至っているかどうかは明らかではない．ただし実態としては接触時間は，5歳半の子どものテレビ視聴時間は4歳半のときと比べ「2時間以上」視聴する子どもが減り，「1～2時間未満」が40.0％と最も多くなっている．その一方で「3時間以上」見る子どもが14.5％いる．テレビゲームや携帯型ゲームなどのコンピュータゲームをする子どもは50.6％で，4歳半のときより22.7ポイントの増加となっている．今後注視するべき課題の1つである[14]．

3．幼児期運動指針の策定

1）幼児期運動指針の背景

文部科学省では2012年3月に「幼児期運動指針」[15]を発表し，「幼児期運動指針ガイドブック」および「幼児期運動指針普及用パンフレット」が全国のすべての幼稚園（国公私立）および保育所に配布された．

「幼児期運動指針」がつくられた背景には子どもの体力低下問題がある．小学校に入学した子どものなかには，かつては幼稚園児や保育園児ができたような運動内容ができないなど運動能力の低い子どもが少なからずおり，小学校体育の学習指導要領にある運動課題の達成にも問題が生じている，という教育現場からの声も上がっていた．

文部科学省では，2007年度から2009年度に「体力向上の基礎を培うための幼児期における実践活動の在り方に関する調査研究」を実施し現状を調査するとともに，幼児を対象とした運動指導の効果について2年間の追跡調査を行い，さらに2010年度から3年間の研究プロジェクトを実施して研究結果をまとめた．

☆11 幼児の発達状況に関する質問項目：歯を磨いて口をすすぐ／おしっこをする前に知らせる／自分でパンツを脱いでおしっこをする／自分でうんちができる／1人で洋服の着脱ができる／おはしを使って食事をする／遊んだ後の片付けがひとりでできる（ベネッセ教育総合研究所，2016，p32）

☆12 発達状況：子どもの発達状況をみると，10年前と比較して発達状況の項目全般（用語説明）にわたって各年齢で達成率が下がりつつある．2005年調査の際には，4歳児以上であればすべての項目において達成率が80％を超えていたが，2015年調査では5～6歳児でも80％未満の項目がある．つまり以前に比べて，ほとんどの子どもができるようになるまでの時間のかかる課題が増えているといえる（ベネッセ教育総合研究所，2016，p32）．

☆13 池田裕恵（2008）子どもとお手伝い．子どもと発育発達，6：76-80．

☆14 第6回21世紀出生児縦断調査結果の概況：（厚生労働省，2007，p11，p13）

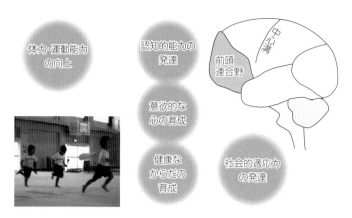

図3 幼児期の運動の意義（幼児期運動指針の内容から小林作図）

① 社会環境や生活様式の変化は，子どもにとって，遊ぶ場所，遊ぶ仲間，遊ぶ時間の減少，交通事故や犯罪への懸念などが，からだを動かして遊ぶ機会の減少を招いている．

② 結果として，幼児期からの多様な動きの獲得の遅れや体力・運動能力に影響している．

③ 遊ぶ機会の減少は，児童期，青年期への運動やスポーツに親しむ資質や能力の育成を阻害し，意欲や気力の減弱，対人関係などのコミュニケーションをうまく構築できないなど，子どもの心の発達にも重大な影響を及ぼしかねない．

④ 幼児期に主体的にからだを動かした遊びを中心とした身体活動を，子どもの生活全体のなかに確保していくことが課題である．

2）幼児期の運動の意義

幼児期の運動の意義（図3）について，次の5つの要素があげられる．
① 体力・運動能力の向上
② 意欲的な心の育成
③ 健康なからだの育成
④ 社会的適応力の発達
⑤ 認知的能力の発達

これらの5つの要素は，次のような具体的内容に該当する．

・幼児期は神経機能の発達が著しく，特に運動を調整する能力が顕著に向上する時期である．児童期以降の運動発達の基盤となる．
・運動を調整する能力は周りの状況の的確な判断や予測に基づいて行動する能力を含んでおり，怪我や事故を防止することにもつながる．
・日頃からからだを動かすことは持久力や心肺機能を高める．
・幼児期に適切な運動をすると丈夫でバランスのとれたからだを育みやす

☆15 幼児期運動指針：幼児期運動指針は文部科学省から発行されているが，その対象は，幼稚園，保育所の幼児を対象にしている．幼稚園は文部科学省の管轄，保育所は厚生労働省の管轄で，それぞれに管轄が異なるが，幼児期運動指針に関しては，全国の幼稚園と保育所を対象に発信されていることが特徴である．指針の中では，運動の意義として5つの要素が含まれているが，このうち認知的能力の発達について触れていることに特徴があるといえる．子どもの運動に関する推奨は外国でも行われているが，幼児期を対象に認知的能力の発達に触れているものは，文部科学省の幼児期運動指針が最初である．

くなる.
- 生涯にわたる健康的で活動的な生活習慣の形成にも役立つ.
- 体調不良ややる気の低下を防ぎ，身体的にも精神的にも疲労感を残さない効果がある.
- 幼児にとってからだを動かした遊びなど，思い切りのびのびと動くことは健やかな心の育ちを促す効果がある.
- 遊びから得られる成功体験によって育まれる意欲や有能感はからだを活発に動かす機会を増大させるとともに，物事に意欲的に取り組む態度を養う.
- 幼児期には徐々に多くの友だちと群れて遊ぶことができるようになっていく．そのなかでルールを守り，自己を抑制し，コミュニケーションをとりあいながら協調する社会性を養うことができる
- 運動を行うときは状況判断から運動の実行まで，脳の多くの領域を使用する．素早い方向転換などの機敏な身のこなしや，状況判断・作戦などの思考判断を要する全身運動は，脳の運動制御機能や知的機能の発達促進に有効であると考えられる.
- 幼児が自分たちの遊びに合わせてルールを変化させたり，新しい遊び方を創り出したり，遊びを質的に変化させていこうとすることは，豊かな創造力を育むことにもつながる.

3）幼児期運動指針の骨子

幼児の運動指針は次の4項目を骨子としている.
①毎日，合計60分以上，楽しくからだを動かす.
②多様な動きが経験できるようにさまざまな遊びを取り入れる.
③楽しくからだを動かす時間を確保する.
④発達の特性に応じた遊びを提供する.

文部科学省の調査では外遊びの時間が多い幼児ほど体力が高い傾向にあるが，4割を超える幼児で外遊びをする時間が1日1時間（60分）未満であることから，多くの幼児がからだを動かす実現可能な時間として「毎日合計60分以上」を目安として示した.

- 幼稚園，保育所に限らず家庭や地域での活動を含めて，1日の生活全体の身体活動を合わせて，幼児がさまざまな遊びを中心に「毎日，合計60分以上，楽しくからだを動かすことが望ましい」ことを，幼児期運動指針の骨子とした.
- 幼児期は運動機能が急速に発達し，からだの基本的な動きを身につけやすい時期であることから，多様な運動刺激を与えて脳をはじめ体内のさまざまな神経回路を発達させていくことが必要である.
- 幼児期の運動は「動きの多様性」と「動きの洗練化」が特徴である.

- 動きの種類は「からだのバランスをとる動き」(バランス系),「からだを移動する動き」(移動系),「用具などを操作する動き」(操作系)の3つの基本的な内容に分けてとらえることができる.
- 「動きの洗練化」とは,年齢とともに基本的な動きや運動の仕方(動作様式)がうまくなっていくことを意味する.幼児期の初期(3歳から4歳頃)では動きに「力み」や「ぎこちなさ」がみられるが,適切な運動経験を積むことによって,年齢とともに無駄な動きや過剰な動きが減少して動きが滑らかになり,目的にあった合理的な動きができるようになる.
- 幼児が自発的にさまざまな遊びを体験し,幅広い動きを獲得できるようにすることが必要である.
- 多様な動きの獲得のためには,量(時間)的な保障も大切である.

4) 運動指導の留意点
幼児の運動指導にあたっては次の点に留意することが大切である.
- 幼児が十分にからだを動かす気持よさを体験し,自らのからだを進んで動かそうとする意欲を育てる.
- それらが小学校以降も自ら運動に親しむ素地となる.
- 保育者や友だちと一緒に遊ぶなかで,多様な動きを楽しく経験できるような環境の工夫や保育者の支援が必須である.
- 地域の公園や広場に出かける機会を設定する.安全を確保し,固定遊具や用具などの安全な使い方や周りの状況に気づかせることも大切である.
- からだを動かすことが幼稚園や保育所などでの一過性のものとならないように,幼児が園生活でからだを動かして遊ぶ様子などを家庭や地域にも伝え連携し,ともに育てる姿勢をもつことが大切である.
- 幼児期に早急な結果を求めるのではなく,幼児の興味や関心,意欲など,運動に取り組んでいく過程を大切にしながら,小学校以降の運動や生涯にわたってスポーツを楽しむための基盤を育成することを目指すことが重要である.

文　献

ベネッセ教育総合研究所（2016）第5回幼児の生活アンケート．
池田裕恵（2008）子どもと手伝い．子どもと発育発達，6：76-80．
厚生労働省（2008）第6回21世紀出生児童縦断調査結果の概況．
厚生労働省雇用均等・児童家庭局母子保健課（2016）平成27年度乳幼児栄養調査結果の概要．
NHK放送文化研究所（2001）データブック国民生活時間調査2000．NHK出版．
日本青少年研究所（2007）小学生の生活習慣に関する調査．
日本小児保健協会（2011）幼児健康度に関する継続的比較研究−平成22年度総括・分担研究報告書−．
総務省統計局（2007）平成18年社会生活基本調査．

2章 子どもの健康と生活

　本章では，最初に保育・教育現場の先生方や子育て中の保護者が心配している子どもの「健康」の問題が「疾病（disease）」や「障がい（disability）」ではないものの，さりとて「健康」ともいえない問題であること，すなわち「おかしさ（disorder）」としか表現できないような問題に起因していることを解説する．そのうえで，いま最も心配されている問題として，からだの側面と位置づけることができる自律神経機能，心の側面と位置づけることができる前頭葉機能，さらには，それらの背景にある生活の側面と位置づけることができる睡眠の問題に注目し，関連データを紹介する．そして最後に，子どもの「からだ」「心」「生活」の「危機」を踏まえて，それらの問題を解決し，子どもの「元気」を引き出すための仮説的提案を提示する．

1．はじめに："おかしさ"に注目しよう

　子どもの「健康」が心配されて久しい．ただし日本の子ども達が健康か否かを確認するのには，とても有用な資料がある．それが毎年の学校健康診断の結果をまとめて，文部科学省から公表されている「学校保健統計調査[☆1]報告書」である．

　図1はおおむね10％以上の被患率を示している項目に限定し，5・11・14歳における疾病・異常被患率の年次推移を示したものである（子どものからだと心・連絡会議，2017，p85）．この図が示すように，う歯については4割前後，裸眼視力1.0未満については3〜6割の子ども達がそれらの疾病・異常を有している．このうち，う歯は減少傾向を示しているため，改善の兆しをうかがうことができる．対して，裸眼視力1.0未満は心配な推移といえる．しかも，眼鏡やコンタクトを装用していて裸眼視力測定を実施していない者は，そもそもこの集計の母数に含まれていない．にもかかわらず，その割合が増加し続けているのだから事態は一層深刻といえる．この点については，今後もその推移を注視していく必要がある．

　でも，どうだろう．これだけ子どもの健康が心配されていながら，う歯と裸眼視力1.0未満の2項目を除くと，それ以外の項目の被患率は多くても10％程度である様子もうかがえる．何だか不思議といえないだろうか．ならば，日本の子ども達の健康はまったく心配ないのかと問われると，なか

☆1 学校保健統計調査：毎年度4〜6月に保育・教育現場で行われている健康診断の結果を標本抽出によって集約している文部科学省による調査．詳細は「http://www.mext.go.jp/b_menu/toukei/chousa05/hoken/gaiyou/chousa/1268648.htm」を参照．

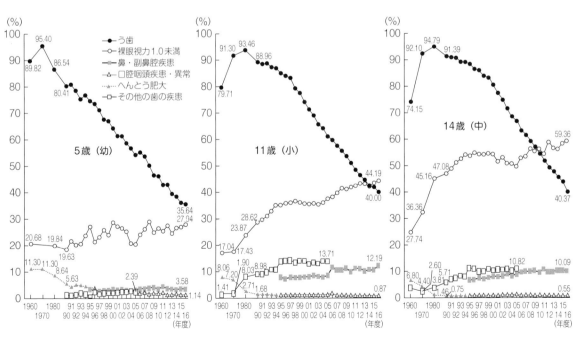

図1　5・11・14歳児における疾病・異常被患率の年次推移（文部科学省『学校保健統計調査報告書』より）（子どものからだと心・連絡会議，2017，p85）

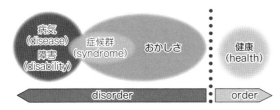

図2 「からだのおかしさ」の概念図 (野井, 2016)

なかそうとも思えない．事実，保育・教育現場の先生方や子育て中の保護者からは，「すぐ"疲れた"という」「背中がぐにゃぐにゃしている」「午前中，やる気がない」「保育・授業中，じっとしていない」「朝，起きられない」「夜，眠れない」「首，肩のこり」「うつ傾向」等々といった子どもの存在を耳にする．

このように考えると，心配されている子どもの「健康」の問題は疾病（disease）や障がい（disability）とはいえないものの，さりとて健康ともいえない問題であるということがわかる（図2）．これらは「ちょっと気になる」や「どこかおかしい」と実感されてきた問題であり，「おかしさ（disorder）」としか表現できないような問題といえる（野井, 2016）．だとすると，この「おかしさ」の問題を解決しないことには，子どもの健康に関する世間の心配を払拭することも，子どもの元気を実感することもできない．

そこで本章では，いま最も心配されている「おかしさ」として，からだの側面と位置づけることができる自律神経機能，心の側面と位置づけることができる前頭葉機能，さらには，それらの背景にある生活の側面と位置づけることができる睡眠の問題を紹介したうえで，それらの問題を解決し子どもの元気を引き出すための仮説的提案を提示してみたい．

2．気になるからだの現実：自律神経機能に注目して

日頃われわれは，種々の体温調査や血圧調査を通して，子どもの**自律神経機能**[☆2]の調査に取り組んでいる．たとえば，1970年代後半以降，保育・教育現場では**低体温傾向**[☆3]の子どもの存在が注目されている．それを受けて行われた調査によると，起床時の腋窩温が36℃未満のLow群の子どもはそれが36℃台のAverage群の子どもに比して，（1）からだの活動水準を表すと考えられている体温が1日を通して低い水準にあること，（2）生体リズムを反映すると予想される体温のピーク値がより遅い時間帯に出現していること，（3）そのため就床時になってもそのときの体温水準がピーク値と大差なく，起床時の水準とも大きな開きがあること，（4）したがって，朝や夜はかなり「きつい生活」を送っているのではないかと予想できるが，そのような傾向は起床時の通学意欲が低いことにも表れていること等の様相を呈している（Noiら，2003：図3，図4）．このような結果は，子どもの低体温傾向

☆2 **自律神経機能**：自律神経系の第一義的な機能は，ホメオスターシスの維持（体内環境を定常状態に保つこと）にある．体温調節や血圧調節等はこの働きによる．

☆3 **低体温傾向**：保育・教育現場で「子どもの体温が低い」ということが注目されはじめたのは1970年代後半であった．その後，種々の実態調査が実施され，生体リズムや自律神経機能の乱れ，さらには筋肉量の減少等がその原因として議論されている．また当初は，「電子体温計の影響なのではないか」とも議論された．ちなみに「低体温症」とは異なるので注意が必要．

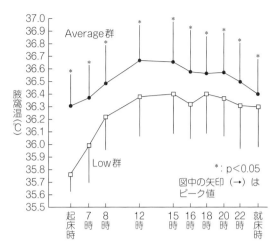

図3 Average群とLow群における腋窩温の日内変動の比較（Noiら，2003）

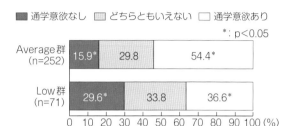

図4 Average群とLow群における起床時の通学意欲の比較（Noiら，2003）

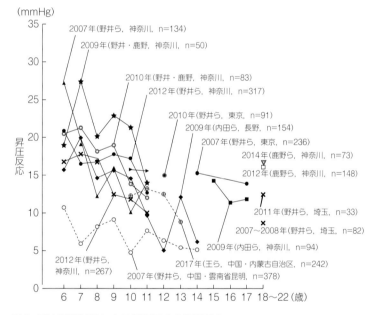

図5 寒冷昇圧試験による昇圧反応の加齢変化（子どものからだと心・連絡会議，2017，p131）

☆4 寒冷昇圧試験：冷水刺激により血圧が上昇するのを利用し，血圧上昇の程度（昇圧反応）とその後の回復の程度（回復反応）を交感神経ならびに副交感神経の指標として自律神経機能検査に応用したもの．

が好ましい方向へのからだの変化ではないことを示唆している．

さらに図5は，**寒冷昇圧試験**[☆4]による昇圧反応の加齢変化を示したものである（子どものからだと心・連絡会議，2017，p131）．この図からは，中国・昆明の子どもに比べて日本の子どもの昇圧反応が大きく，交感神経が過剰に反応している様子をうかがうことができる．小学生を対象とした別の調査では，昇圧反応が大きい者ほど，多くの疲労感を抱えている様子も確認されている（鹿野と野井，2014）．そのため，日本の子どもは中国・昆明の子ども

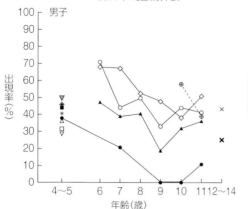
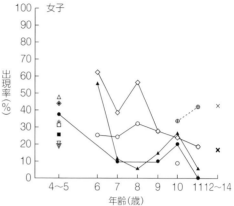

図6 「不活発型」の出現率とその加齢変化 (子どものからだと心・連絡会議, 2017, p132)

に比べて、疲れを抱え込みやすいからだの事情を有していると予想することができるのである．

いずれにしても、このような調査結果は危機ともいえる日本の子どもの自律神経機能、すなわち、からだの状況を物語っていると考える．

3．気になる心の現実：前頭葉機能に注目して

他方、いわゆる心の身体的基盤といわれている**前頭葉機能**[☆5]に関する実態もご覧いただきたい．

図6には、go/no-go課題[☆6]という手法を用いて行われた調査の結果、「不活発型」と判定された子どもの出現率を示した（子どものからだと心・連絡会議，2017，p132）．ご覧のように、日本でこの調査が最初に行われた1969年当時は、小学校に入学して間もない6〜7歳になると、すでに1〜2割程度の子どもにしか観察されないのがこのタイプであった．ところが、およそ20年前に行われた1998年調査ではその割合が5割前後に達し、2007-2008年調査では特に男子でそのような傾向が続いている様子をうかがうことができる．

このタイプの子どもは、大脳新皮質の興奮過程と抑制過程がともに十分育っておらず、集中を持続させることが苦手で、いつも「そわそわ」「キョロキョロ」していて落ち着きがないという特徴を有している．かつては小学校に入学する頃になると、そのような子どもはクラスの少数派であった．ところが最近では多数派ともいえる．これでは、1990年代以降話題になって

☆5 前頭葉機能：情動，記憶，注意，学習，ワーキングメモリ（作業記憶），判断，予測，期待，行動抑制等々，前頭前野が司る機能の総称のこと．他の霊長類と比較するとヒトで著しく発達している．そのため，「ヒトを人たらしめる」機能と解されている．

☆6 go/no-go課題：いわゆる「心」の身体的基盤ともいわれている前頭葉機能、なかでも実行機能（知覚や注意，言語や記憶など，基本的な認知機能をある目的を達成するために統合・制御する高次な認知機能）の特徴をみる検査で、ある約束のもとに提示される刺激に対して、「実行するか（go）」「実行しないか（no-go）」という反応を観察するものである．刺激には光刺激や音刺激等が用いられることが多い．

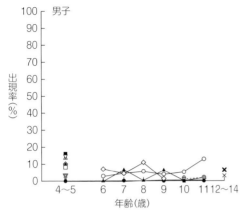
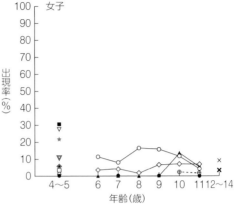

図7 「抑制型」の出現率とその加齢変化（子どものからだと心・連絡会議，2017，p134）

☆7 学級崩壊：「授業中，立ち歩く」「先生の話を聞かない」等々，学級がうまく機能しない状況が一定期間続いた状態．1990年代につくられた俗語．

☆8 小1プロブレム：学級崩壊と同様の状態を指すが，小学校に入学したばかりの1年生に限った表現．

☆9 キレて：興奮して激しく怒ること．「学級崩壊」同様，1990年代につくられた俗語．

☆10 援助交際：金銭の援助を伴う交際のこと．主に未成年の女子が行う売春を指す俗語．「援交」ともいう．

いる学級崩壊☆7や小1プロブレム☆8といった問題が起こってしまうのも納得できるのではないだろうか．

さらに，この20年間は興奮過程に比べて抑制過程が優位であるため，周囲からは「よい子」とみられがちな抑制型の子どもの存在も注目されている（子どものからだと心・連絡会議，2017，p134）．図7が示すように，1969年調査には1人も観察されないのがこのタイプであった．考えてみれば，そもそも子どもは元気で，やんちゃで，落ち着きがない存在である．そのため当初は，われわれが行うこの調査で抑制型を検出することが困難なのかもしれないと考えていた．ところが，同じ手法を用いてこの調査を繰り返していると，1998年調査ではこのタイプの子どもが観察されはじめ，2007-2008年調査ではどの年齢段階においても1～2割程度ずつ存在するタイプになってしまったのである．

一方で，このような事実はわれわれの緊張感を高めている．なぜならば，このタイプの子ども達に寄せられるいわゆる「よい子」という印象が，報道を通して知ることができる「キレて☆9」何らかの事件を起こしてしまった男子や「援助交際☆10」等の問題行動にはまってしまう女子に対する周囲の人たちの印象と酷似しているように思うからである．

いずれにしても，このような調査結果は「危機」ともいえる日本の子どもの前頭葉機能，すなわち心の状況を物語っていると考える．

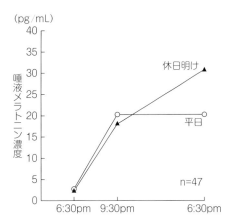

図8 平日（水-木）と休日明け（日-月）とにおける唾液メラトニン濃度の経時的変化（NoiとShikano，2011）

4．気になる生活の現実：睡眠に注目して

　以上のようなからだと心の「危機」に生活状況が少なくない影響を及ぼしていることは容易に予想できる．実際，子どもの生活習慣の乱れを心配させる報告は数多い．たとえば「元気がない子が多いのは午前中．なかでも元気がないのは土日明けの月曜日の午前中」といった心配は，多くの保育・教育現場の先生方から教えていただくことができる最近の子どもの様子である．そんな月曜日の朝の様子は，睡眠導入ホルモンと称される**メラトニン**☆11 調査の結果からもうかがい知ることができる（NoiとShikano，2011）．図8は，平日と休日明けとにおける唾液メラトニン濃度の変化を示したものである．ご覧のように，平日も休日も，9：30 pm よりも 6：30 am のほうが多くのメラトニンが分泌している．いまの子ども達は 9：30 pm よりも 6：30 am のほうが眠い様子といえよう．これだけでもつらい朝の様子はわかるが，そのような傾向は月曜日の朝に一層顕著であることもわかる．これでは，月曜日の午前中に教室で居眠りをしてしまうのも，保健室でいびきをかいて眠り込んでしまうのもある程度うなづけるのではないだろうか．

　無論，このような結果の背景には，それぞれの子どもの生活の違いがある．図9をご覧いただきたい．この図をみると，眠りのホルモンとしては良好な分泌と考えられる夜測定で最高値を示したグループ（夜ピーク）は，そうでないグループ（朝ピーク）に比べて，就床時刻，起床時刻が早いだけでなく，電子メディア時間が短く，外遊び時間が長い様子をうかがうことができる．

　いずれにしても，このような調査結果は「危機」ともいえる日本の子どもの睡眠，すなわち「生活」の状況を物語っていると考える．

☆11 メラトニン：有力な「時計ホルモン」の候補とされており，体温を下げて眠りを誘う睡眠導入作用を有す．「眠りのホルモン」と称されるゆえんである．その他，性的成熟の抑制作用，抗酸化作用も知られている．

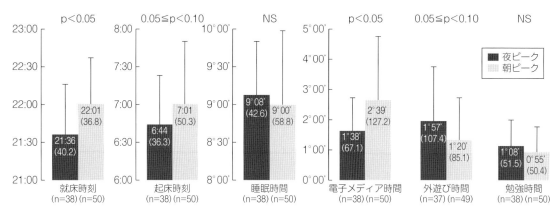

図9　唾液メラトニン濃度の夜ピーク群と朝ピーク群とにおける生活状況の比較（NoiとShikano，2011）
図中の数値はmean（SD）を示す．

5．おわりに：子どもの元気を引き出すための仮説的提案

　最後に，このような「危機」を踏まえて，それらの問題を解決し子どもの元気を引き出すための仮説的提案を提示してみたい．

1）「光・暗やみ・外遊び」のススメ

　繰り返しになるが，からだと心の「危機」の背景には生活の問題が横たわっている．そのため，「早寝・早起き・朝ごはん」[☆12]の重要性が叫ばれている．わからなくはない．ただしこれについてはこうも思う．

　「早寝・早起き・朝ごはん」は，健康生活のバロメータであることは確かである．私たち大人は，それらの観点で子どもの生活を確認する必要があるだろう．でも，現状はどうだろうか．バロメータではなく取り組みのスローガンのようになっていないだろうか．スローガンとしては「いかがなものか」とも，「ちょっときついな」とも思う．なぜならば，「早く寝なさい」といわれても眠れないことはある．「早く起きなさい」といわれても起きられないこともある．「いいから，朝ごはんを食べていきなさい」といわれても食べられないことだってある．それは，大人も同じである．また保護者にしてみれば，どんなにいってもいうことを聞かないわが子に対して腹が立つこともあるだろうし，子どもにしても「いわれたってできないんだよ」となってしまうこともあるだろう．これでは，子どもも大人も不幸である．

　だとすれば，スローガンとしては「光・暗やみ・外遊び」くらいがいいように思う．本章でも触れたメラトニンの分泌は，日中の受光で促進し，夜間の受光で抑制することが知られている．また，昼間の身体活動や規則的な食事摂取，時刻を意識すること等が大切であることもわかっている．実際，そのような生活が保障されているキャンプ生活では9：30 pmのメラトニンが増加し，6：00 amのメラトニンが減少する様子も確認されている（野井ら，

☆12　早寝・早起き・朝ごはん：2006年以降，文部科学省の呼びかけによって展開されている運動のこと．同年4月24日にはこの運動に賛同する個人や団体（PTA，子ども会，青少年団体，スポーツ団体，文化関係団体，読書・食育推進団体，経済界等）等，幅広い関係者により「早寝早起き朝ごはん」全国協議会が設立された．

2009）．つまり昼は太陽の下でからだを動かして遊び，夜は少々暗めの環境で過ごせば，おのずとメラトニンが分泌されるのである．メラトニンが分泌されれば「早寝」が実現する．早寝になれば「早起き」になるし，早起きになればお腹も空いて「朝ごはん」も食べられるようにもなるというわけである．

いかがだろうか．ちょっとだけ頑張ればできそうなスローガンとしても，「光・暗やみ・外遊び」に軍配ありといえないだろうか．

2)「ワクワク・ドキドキ」のススメ

一方，心の育ちともいえる前頭葉機能の問題についても意識的に働きかける必要がある．このことは子どもを取り巻くいじめ，自殺，事件等々が連日のように報道されていることからも，社会全体に広がっている危機感といえる．そしてそのような危機感は早期教育の激化やしつけ教育，道徳教育の強化に関する議論とも無関係とはいえない．

しかしながら，早期教育，しつけ教育，道徳教育が本当に必要なのだろうか．少なくとも，心の身体的基盤が前頭葉にあることを勘案すると，超がつくほどの早期教育，厳しすぎるしつけ教育，教科書を使って教え込むような道徳教育は望まれていないように思う．最近では，朝の身体活動が午前中の子どもの前頭葉機能に好影響を及ぼす様子も確認されている（鹿野ら，2015）．そればかりか，「朝の活動で子どもがしっかり興奮できた日ほど，その後の生活が落ち着いて授業もやりやすい」といった先生方の実感も寄せられている．

いかがだろうか．子どもの笑顔が溢れ，歓声が響く取り組みとしても，「ワクワク・ドキドキ」に軍配ありといえないだろうか．

3)「よい加減」のススメ

さらにいつの時代も「子どもは社会を映す鏡」とはよく聞く言葉である．いわれてみれば当然である．周りの大人の眉間にしわが寄っていれば，子どもの眉間にもしわが寄ってしまうだろう．また自殺にしても，いじめにしても，引きこもりにしても，精神疾患にしても，子どもだけの問題ではない．私たち大人も同じ問題を抱えている．つまり元気がない子どもの姿は，私たち大人や社会全体の姿ともいえるのである．

そうはいっても，子どもも大人も睡眠時間を削ってまで頑張っている現状のなかで，これ以上何をすればよいのだろうか．でも，冷静に考えてみてほしい．本章で紹介してきた子どもの，からだ・心・生活の問題は，いずれも頑張りすぎているから起こってしまっている問題とも考えられないだろうか．子どもも頑張っている．大人も頑張っている．

だとすれば，子どもだけでなく，私たち大人も楽しみ，のんびり，輝きながら「よい加減」を探究していくことも大切な取り組みの1つであると思うのである．

文献

子どものからだと心・連絡会議編(2017)子どものからだと心白書2017. ブックハウス・エイチディ.

Noi S, Ozawa H, Masaki T (2003) Characteristics of low body temperature in secondary school boys. International Journal of Sport and Health Science, 1: 182-187.

野井真吾,鹿野晶子,鈴木綾子ほか(2009)長期キャンプ(30泊31日)が子どものメラトニン代謝に及ぼす影響. 発育発達研究, 41:36-43.

Noi S and Shikano A (2011) Melatonin metabolism and living conditions among children on weekdays and holidays, and living factors related to melatonin metabolism. School Health, 7: 25-34.

野井真吾(2016)保育・教育現場等とのコラボレーションからみた発育発達研究の課題. 子どもと発育発達, 14:26-32.

鹿野晶子,野井真吾(2014)子どもの疲労自覚症状の実態と自律神経機能との関連-自覚症状しらべと寒冷昇圧試験を用いて-. 発育発達研究, 62:34-43.

鹿野晶子,鈴木宏哉,野井真吾(2015)小学生における高次神経活動の実体とそれに及ぼす生活状況の検討-go/no-go課題における誤反応数と型判定の結果を基に-. 発育発達研究, 66:16-29.

3章 幼少年期の体育指導に必要なからだの知識

　子ども達のからだはできあがった大人のからだとは異なり，「子どもは大人のミニチュアではない」といわれる．本章では，体育指導において知っておくべき子どものからだの特徴，特に子どもの年齢や発育によって変化するからだの各臓器・器官系の形態や機能について解説する．

　大人のからだができあがるまで発育を続けるのが子どものからだであるが，その発育は臓器・器官によって，部位によって，さらに個人個人で一様ではない．また大きさや重さのような量的な発育と，機能・働きという質的な発達は必ずしも等しくない．

　このような知識をもって，子ども1人ひとりのからだの発育に配慮した指導が行われることで，けがや事故を最小限にでき，適切な目標を設定することができると思われる．

はじめに

発育期のからだの発育は，からだ全体から考えると一様でないことが示されている．たとえば有名なスキャモンの発育曲線[☆1]は，主要な臓器・器官系の重さが成人の何％であるかを表しているが，発育様式は図1のように4つのパターンに分けられるとしている（Scammon，1930）．また，主要な臓器の重量が成熟時の何％であるかを棒グラフにした図2でも臓器ごとの発育パターンの違いがわかる（村田，2000）．

このように発育はさまざまな面で一様でないことを認識し，子ども達の発育段階や事故予防を考えていくことが必要である．

1．体格の変化

体格は最もわかりやすいからだの発育の指標である．図3に文部科学省の学校保健統計調査[☆2]に示される2016年度の全国平均値をグラフ化した．身長は10歳からわずかに女子が男子を上回るが，13歳以降は男子が明らかに上回り性差が著明になる．身長の標準偏差は男子で12〜13歳，女子で10〜11歳に最も大きくなっている．したがって，この年代に個人差が最も大きくなる．体重は14歳以降に性差が著明となるが，標準偏差は12歳以降も

☆1 スキャモンの発育曲線：スキャモン（Richard E. Scammon）が人体のさまざまな臓器の重量や長さ，幅，体積をもとに発育の様式を横断的に検討し，パターン化した曲線（Scammon，1930）．発育研究の世界では引用が多く，有名な資料である．

☆2 学校保健統計調査：文部科学省では日本全国の学校での身体計測値を明治33年の値より集計して掲載している（文部科学省のwebサイトからアクセスしダウンロードできる）．途中第二次世界大戦期のデータが欠如しているが，日本の子どもの体格の変遷を示す貴重なデータである．

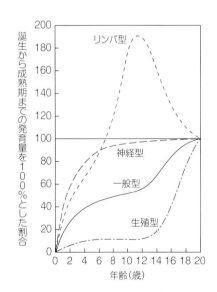

図1 スキャモンの発育曲線（Scammon，1930）
リンパ型：胸腺，リンパ腺，腸リンパ組織．
神経型：脳やその部分，硬膜，脊髄，眼球，多くの頭部指数．
一般型：体格，外見的指数（頭部，頸部以外），呼吸器，消化器，大動脈，気管，腎臓，脾臓，筋肉，骨格，血液量．
生殖器型：精巣，精巣上体，前立腺，精管，尿管，卵巣，子宮．

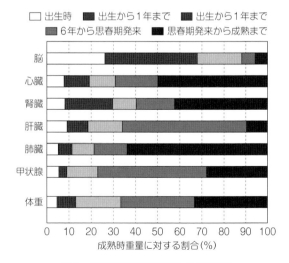

図2 成熟時臓器重量に対する百分率
（村田，2000，p18）

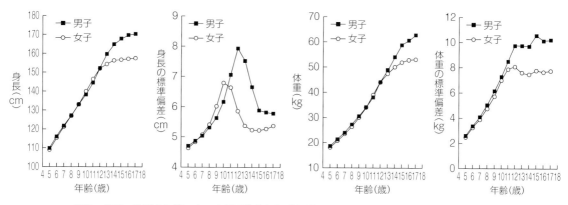

図3 身長，体重の年齢ごとの全国平均値と標準偏差（文部科学省「学校保健統計調査」より作図）

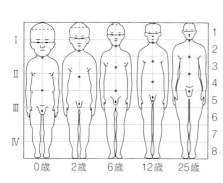

図4 からだ全体に占める頭部（Stratz, 1922）

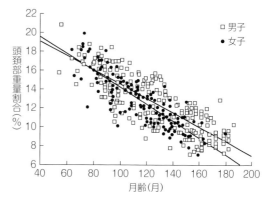

図5 頭頸部が体重に占める割合（鳥居ら，2011）

同程度の大きさが続く．年齢間の平均身長の差が最も大きくなるのは，男子で11～12歳，女子では9～10歳である．最近の日本人小児の**最大身長増加（PHV）年齢**[☆3]は以前に比べて徐々に早くなってきていることが推測される．

体格を構成する身体各部の大きさや長さは発育とともに変化する．たとえば頭部の割合は新生児で1/4に相当するが，成人に達すると1/7～1/8となる（図4）．したがって年少なほど頭部の割合が大きく，年長になるにつれて減少する．頭頸部重量が体重に占める割合は図5のように発育につれて減少する関係が明らかである（鳥居，2011）．

その他，坐高や身長に対する坐高の割合（図6）などが10歳頃まで発育につれて減少し，その後増加するように全身の**プロポーション**[☆4]の変化が生じることも知られている．

体脂肪率[☆5]も発育とともに減少傾向で，思春期以降は性差が明確になり男子はより減少する（図7）．

☆3 最大身長増加（PHV）年齢：生後の1年を除き，身長増加速度が最大になる時期をいう．身長履歴より近似曲線を描き算出する方法がいくつかある．

☆4 プロポーション：体型，からだの各部分の比率を意味する用語．発育によって変化するほか，遺伝，居住地域の気候などによっても変化するとされる．

☆5 体脂肪率：体重に占める脂肪の重量の割合．肥満の指標となる．測定には数カ所の皮脂厚から算出する方法，水中秤量法，ガス置換法，インピーダンス法，DXA法などがある．

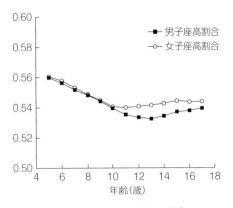

図6 身長に対する坐高の割合

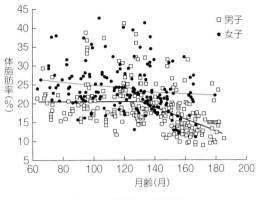

図7 体脂肪率の発育変化

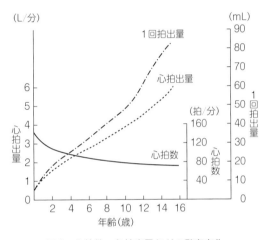

図8 心拍数，心拍出量などの発育変化
（Rudolph，1974）

表1　年齢別安静時脈拍数（奥山，1986，p53）

		平均値	範囲
新生児	0～7日	135	165～80
	8～28日	150	200～120
乳児	1～6月	120	150～100
	7～12月	125	150～80
2年		110	130～80
4年		100	120～80
6年		95	115～75
8年		90	110～70
10年		85	110～65
14年		75	110～60

2．循環器・呼吸器

　Scammonによればこれらの器官系の発育様式は一般型に分類されている．呼吸や循環の需要が体格に比例すると考えられるので，一般型の様式であることに矛盾はない．

　心臓の発育に伴う機能変化として，**拍出量**[☆6]や心拍数が年齢とともにどのように変化するかは図8に示される（柳澤，2000）．1回拍出量，心拍出量（1分あたり）はともに一般型の発育曲線を描いている．一方，心拍数は年齢とともに減少していく．安静時**脈拍数**[☆7]は表1のように正常範囲が示されており（奥山，1986），これを逸脱するようであれば何らかの健康上の問題が潜む可能性や発熱など体調不良が示唆される．血圧は収縮期，拡張期とも発育に従って高くなるが，肥満児では高血圧の割合が高いことが知られている．

☆6 拍出量：心臓が大動脈に向けて送り出す血液の体積．拍動1回あたり（1回拍出量），1分間あたり（心拍出量）などの指標となる．

☆7 脈拍数：脈拍は厳密には動脈の拍動であるが，通常は心拍数と等しいと考え，橈骨動脈（手首）で測定することが多い．

表2 肺胞の発達 (Dunnill, 1962より改変)

年齢	肺胞数 (×10⁵)	肺胞直径 (μm)	空気・組織界面面積 (m²)(体表面積あたり)
新生児	24	50	2.8 (13.3)
3カ月	77	—	7.2 (24.8)
6カ月	112	—	8.4 (22.1)
1歳	129	100	12.2 (27.1)
3歳	257	—	22.2 (33.1)
6歳	280	140	32.0 (34.8)
12歳	—	170	—
成人	296	220	75.0 (39.5)

表3 呼吸数の変化 (小田, 1982, p95より引用改変)

年齢	呼吸数 (回/分)	1回換気量 V_T(mL)	分時換気量 $\dot{V}_T$(mL/分)	$\dot{V}_T$/体重(kg)
新生児	40〜55	10〜20	600	200
乳児	30〜45	20〜60	1,000〜2,200	200
幼児	25〜30	80〜120	2,600〜3,000	180
学童	16〜25	120〜300	3,000〜4,800	150
青年	15	340	4,200〜5,200	110

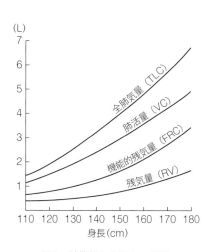

図9 肺機能と身長との関係
(田中とWeng, 1987, pp1295-1303より)

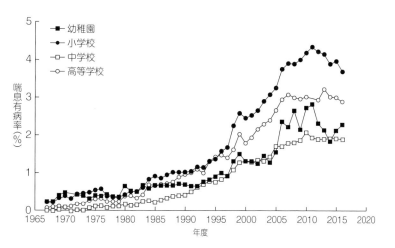

図10 喘息の有病率の時代変化 (文部科学省「学校保健統計調査」)

呼吸器の発育を示す肺気量や**肺活量**☆8 は、**図9**に示すように身長増加につれて増加していく(川崎, 2000). 一方, 酸素と二酸化炭素の交換を行う肺胞の数は6歳で成人値に近くなるが, 肺胞の直径は発育途上である(**表2**)(小田, 1982). 結果として呼吸数は**表3**のように発育に従って減少していく(小田, 1982). 呼吸数も心拍数と同様に体調や運動負荷の程度を評価する目安となる.

幼少年期の循環器の問題として心疾患があげられる. **先天性心疾患**☆9 は比較的軽微なものも含めれば出生1,000人に約10人とされ, 学童期には

☆8 肺気量, 肺活量：肺活量は最大に吸入し最大呼出した際の肺容積差を意味する. 肺気量とは肺活量に最大呼出しても肺内に残る気体の体積(残気量)も加えた肺の容積である.

☆9 先天性心疾患：先天性の心臓の奇形などによる心疾患. 最も多くみられるのは左右の心室の間の壁(心室中隔)に穴が開いている心室中隔欠損で32%. 同様に心房中隔欠損が11%程度という.

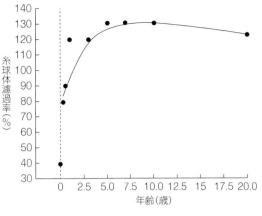

図11 糸球体濾過率の年齢変化

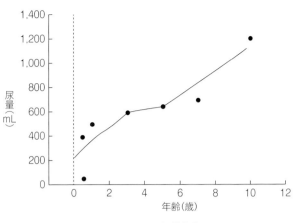

図12 尿量の年齢変化

1,000人に3人程度となる（矢田と中山，2000）．新生児期に発見されている疾患は通常その後の検診でも定期的に評価され，学校生活に際しては主治医により作成される**管理指導表**[☆10]に基づいて許容される範囲が決められている．後天性の心疾患で注意すべきは**川崎病**[☆11]であり，治癒後に**冠動脈**[☆12]異常を残すことがあるため，運動に支障がないかどうかを確認する必要がある．したがって，どの程度までの運動指導が許容されるかは保護者，主治医との連携をとって決定する．

幼少年期の呼吸器の問題として，罹患率が増加してきた**喘息**[☆13]があげられる．図10のように2010年頃までは増加の一途であったが，最近になって減少傾向になった（文部科学省）．喘息の多くはハウスダストや花粉などによるアレルギー機序で発生すると考えられるが，運動誘発性の喘息発作もあり，運動時の冷気吸入や運動時の代謝産物などが引き金になるとされている．

3．腎機能，体温調節

腎臓は体内で発生した老廃物を尿として排出する機能の臓器である．腎臓の重量はほぼ体重に比例して増大するが，濾過機能を発揮する**糸球体**[☆14]の濾過率は2〜3歳頃に成人域に達する（図11）．尿量は体格に従って増加していく（図12）．

腎機能の簡便な検査は健康診断で用いられるスティック状の検査紙により行われ，尿糖，尿蛋白，血尿などが検出される．

運動時には腎血流量が減少するため，**腎炎**[☆15]や**ネフローゼ**[☆16]などの腎疾患では管理指導表による運動制限が行われる．また運動時には体温上昇に伴い，発汗や呼気からの蒸散もあり尿量は減少する．特に夏の運動では脱水の程度が尿量や尿比重により推測できる．

☆10 **管理指導表**：日本学校保健会が代表的な疾患をもつ児童生徒が学校生活のなかで許容される活動範囲を定めたもので，以前は心疾患，腎疾患など疾患ごとに分かれていたが現在は一本化された．主治医，学校医が作成する．

☆11 **川崎病**：主に4歳以下の乳幼児に好発する発熱，発疹を伴う原因不明の症候群で，指趾先端，唇，舌の発赤，リンパ節の腫れがみられる．冠動脈に動脈瘤を作ることがある要注意疾患である．

☆12 **冠動脈**：心臓の表面を走り，心筋に血液を送る動脈．

☆13 **喘息**：気管や気管支の平滑筋が攣縮し，これらの管径が狭まって呼吸が苦しくなる状態．

☆14 **糸球体**：腎臓の機能である血液中の老廃物を濾過する構造．毛細血管の塊をボーマン嚢という袋状の構造が包み，毛細血管から出た液を受けとる．

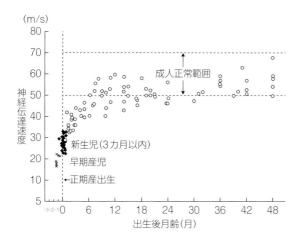

図13 神経伝導速度の出生後変化(ThomasとLambert, 1960)

体温調節能力は，寒冷時の保温や熱発生，暑熱時の発汗，熱放散によるが，視床下部[17]の体温調節中枢，自律神経機能による．体重あたり，体表面積あたりの基礎代謝量[18]は生後急速に増大し，3歳頃をピークに漸減していく．したがって，幼少年期は成人に比べて高値である．

発汗をもたらす汗腺数は新生児でも十分にあるが，実際に発汗に寄与できる能動汗腺[19]数は2歳頃に成人に近い値に達する．そのため小児の体表面積あたりの発汗量は成人の2倍近くである（矢田と中山，2000）．

4．神経系

神経系は脳を中心とした中枢神経系と，脊髄や四肢に到る末梢神経系に大別される．脳の重量は10歳頃に成人に近い値になるが，脳のさまざまな機能がその時点で成人に近く到達しているとは考えられない．

末梢神経の伝導速度[20]の発育変化について，ThomasとLambert（1960）は出生時には成人の半分程度の速度であったのが1歳頃には成人の範囲に到達していることを示している（図13）．

神経細胞と次の神経細胞の接点であるシナプスは，生後2年くらいまでに多数形成され，その後4～6歳頃の間に不必要なシナプスは除去され，必要なシナプスが強固になると考えられている．

☆15 腎炎：感染などをきっかけに腎臓の組織に炎症が起こったもの．尿道から侵入した菌が腎臓の出口に達して炎症を起こす腎盂腎炎，糸球体の炎症で蛋白尿や血尿が出る糸球体腎炎に分けられる．

☆16 ネフローゼ：さまざまな原因により，尿中に大量の蛋白質が出て血液中の蛋白質が減りむくみが起こる状態をネフローゼと呼ぶ．

☆17 視床下部：脳の深部の脳幹にあり，自律神経や内分泌の指令・調節の中心．

☆18 基礎代謝量：安静時でも生命維持のために行われる体内の活動で消費されるエネルギー量．

☆19 能動汗腺：全身の皮膚に分布する汗腺のうち汗を分泌する汗腺．発汗するような活動を継続すると増加すると考えられている．

☆20 伝導速度：神経細胞の軸索突起の電位変化が伝わっていく速度．髄鞘（ミエリン）に覆われた有髄線維では髄鞘の間隙を電位変化が伝わっていくため，髄鞘のない無髄線維より速い速度で伝わる（跳躍伝導）．

文　献

川﨑一輝（2000）呼吸器疾患，pp515-548．矢田純一，中山健太郎編，小児科学 第8版．文光堂．

村田光範（2000）成長，pp15-33．矢田純一，中山健太郎編，小児科学 第8版．文光堂．

文部科学省．学校保健統計調査．（https://www.e-stat.go.jp/stat-search/files?page=1&toukei=00400002&tstat=000001011648，参照日：2018年1月7日）

小田禎一（1982）呼吸生理，pp79-143．小林　登，多田啓也，藪内百治責任編集，現代小児医学大系第9巻A，小児呼吸器病学Ⅰ．中山書店．

奥山和男（1986）バイタルサインのみかた，p53．中山健太郎，奥山和男，藪田敬次郎ほか編，小児の診察診断学．医学書院．

Rudolph AM（1974）Congenital Diseases of the Heart. Year Book Medical Publishers.

Scammon RE（1930）The measurement of the body in childhood, pp173-215. In:Harris JA, Jackson CM, Paterson DG, Scammon RE（Eds.）, The Measurement of Man. University of Minnesota Press, .

Stratz CH 著，高山洋吉訳（1978）シュトラッツ選集 人体の自然史．p155，西田書店（底本：Stratz CH（1922）Naturgeschichte des Menschen, F. Enke）．

田中哲郎，Weng TR（1987）肺活量検査の正常値．治療，69：1295-1303．

Thomas JE, Lambert EH（1960）Ulnar nerve conduction velocity and H-reflex in infants and children. J Appl Physiol, 15: 1-9.

鳥居　俊，飯田悠佳子，村田祐樹（2011）頭頚部重量割合の成長変化．日本成長学会雑誌，17：5-8．

柳澤正義（2000）循環器疾患，pp549-583．矢田純一，中山健太郎編，小児科学 第8版．文光堂．

矢田純一，中山健太郎編（2000）小児科学 第8版．文光堂．

4章 幼少年期のからだの発達と運動

　本章ではまず幼少年期の運動器について解説し，成人と異なる発育途上の運動器の特徴について十分な知識をもてるようにする．次いで，スポーツ活動や運動により発生しうる発育途上に典型的なけが（運動器の損傷）について紹介し，スポーツ種目に特有のけがとアクシデントとして発生するけがを理解してもらう．これらのけがが及ぼす影響についても考えることができるようにする．スポーツや運動は適切な量や強度であれば発育に対して有益であると考えられているが，過剰になった場合の問題点を知り，過剰にならないような配慮ができるように知識をもってもらう．最後にけがを過度に恐れるのではなく，治癒・回復可能な軽微なけがを経験しながら，けがをしないための能力を身につけていく重要性を伝えたい．

1. 幼少年期の運動器

　幼少年期の運動器の性質として重要な点は発育途上にあることである．身長が増加しているのは，身体各部を構成する骨格が伸びているわけであり，それぞれの骨が**成長軟骨層**[☆1]を有している（図1）．成長軟骨層は強い負荷が加わったときの力学的弱点でもある．そのため成長軟骨部に発生する発育期特有のけがに注意する必要がある．また骨の長さが伸びる結果，関節を越えて別の骨に付着する**筋・腱複合体**[☆2]の起始と停止の距離が伸び，張力が増して堅い状態になる．最も骨の伸びの大きい時期には柔軟性の低下や動きの堅さが発生する．

　全身の骨格で成長軟骨が消失する時期には違いがあり，欧米人の骨格に基づく図2では中枢側の骨盤や肩甲骨，鎖骨の消失時期が末梢部に比して遅くなっていることが示されている（Ogden，2000）．日本人の子どもではPHV年齢が早いため，この数値より少しずつ早くなっている．

　骨の量や骨密度[☆3]は発育期に増加するが，体格と同様に小学校高学年の頃から女子が男子を上回る時期がある（図3）．その後，高校生以降は男子が女子を上回ることになる．

　筋の量は上肢，下肢とも年少時から男子のほうが多く，中学生期からは男女の差がより大きくなる（図4）．

　骨の量や筋の量が最も増加する時期は一致していない．PHV年齢との関係を調べたカナダ人を対象とした研究（Rauchら，2004）では，男女ともPHV年齢の4カ月後頃に筋量増加のピークが，9〜10カ月後頃に骨量増加のピークが見られると示されている（図5）．このような順序性は男女，上肢・下肢でも保たれ，日本人においても保たれているようである（鳥居ら，

☆1 **成長軟骨層**：骨の先端部に層状に残った軟骨が増殖分化して新たに骨に置き換わって骨の長さの成長をもたらす箇所．

☆2 **筋・腱複合体**：多くの代表的な筋では骨に付着する両端または片端に腱組織が存在する．筋の活動や成長は腱組織も含めた筋・腱複合体として捉える．

☆3 **骨量，骨密度**：骨に含まれるミネラルの重量を骨量あるいは骨塩量と呼び，単位体積あたりの重量を骨密度とする．

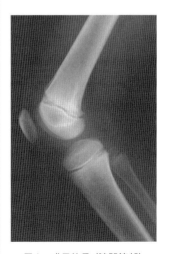

図1　成長軟骨（膝関節部）

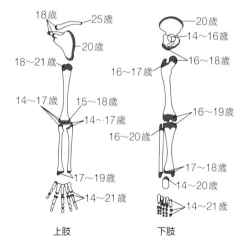

図2　成長軟骨の消失時期（Malinaら，2013）

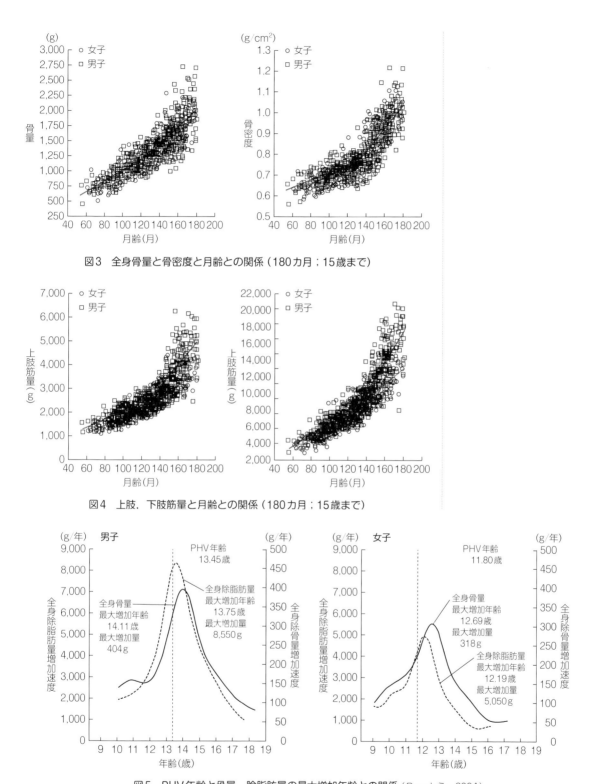

図3　全身骨量と骨密度と月齢との関係（180カ月；15歳まで）

図4　上肢，下肢筋量と月齢との関係（180カ月；15歳まで）

図5　PHV年齢と骨量，除脂肪量の最大増加年齢との関係（Rauchら，2004）

2016).したがって,身長,言い換えると骨長が伸びてから骨の中身である骨量や骨密度が増加するということになる.このような組織ごとの発育の時間差があることも認識しておく必要がある.

2．幼少年期の運動器の特徴と幼少年期のけが

4章で述べたように幼少年期の骨は強度が低く,成長軟骨層を有している.そのため転倒や転落などで強い負荷が加わると骨折が起こりやすい.また**捻挫**☆4のような関節外傷でも,靱帯損傷だけでなく靱帯の付着部の骨や軟骨が裂離する外傷が発生しやすい.肘関節では関節支持構造が柔らかいためか,**亜脱臼現象**☆5（**肘内障**☆6）が起こりやすい.

日本スポーツ振興センター（2016）が集計した「**学校の管理下の災害**」☆7の平成28年版をみると,小学校までの年少児で最も多い負傷は**挫傷・打撲**☆8という軽症のけがであるが,中学校では骨折が上回る（図6）.体重や動きの速度など,負傷時の運動エネルギーが小さい年代では軽症にとどまり,大きくなると骨折や捻挫（靱帯損傷）が増加すると考えられる.また負傷の発生部位は,幼稚園までは顔部,頭部が明らかに高く,ほぼ半数が顔部であるのに対し,小学校,中学校ではその割合が半減していく（図7）.

したがって年少の子どもほど顔や頭の負傷をしやすい,ということになる.その理由として,年少児ほどからだ全体に占める頭部の重さの割合が大きく,バランスを崩した際に転倒しやすいこと,転倒するときに防御のためにうまく手を着くことができないこと,などが考えられる.

次に小学校から増加する骨折について述べる.子どもに典型的な骨折は手首（**橈骨遠位部**☆9）の骨折と肘（**上腕骨顆上**☆10）の骨折である（図8）.前者は手を着いての転倒,後者は高所からの転落で発生することが多い.

骨折が最も多い年代は,「学校の管理下の災害」に掲載された学年ごとの骨折発生数をその年度の児童生徒数で除すことで得られる骨折発生率を比較することで明らかになる.図9に示すように,男子では最も古い1974年から最近まで13歳で最も多くなっている.さらに,最近の発生率は1974年の2.5倍近くになっており,中学校の女子では4倍近くに増加している.

中学生頃に発育期特有の骨折としてみられるのが成長軟骨層での裂離骨折である.典型例は骨盤（腸骨）にみられるものであり,全力疾走時やサッカーのキック時などで発生する.

一方,成長軟骨部に裂離骨折を起こすほどではない張力が繰り返し加わることで成長軟骨層が牽引され,膨隆して痛みを生じる状態を**骨端症**☆11と呼ぶ.最も典型的な骨端症は,膝の**脛骨粗面**☆12部が膝蓋腱を介して大腿四頭筋の張力で膨隆する**オスグッド病**☆13である（図10）.活発にスポーツ活動を行う小学校高学年から中学生にかけて多くみられる.次いで踵骨の後下

☆4 **捻挫**：関節部分を捻りくじくけがを捻挫と呼ぶ.その場合,靱帯が傷ついたり,靱帯と骨の連結部が傷ついたりする.

☆5 **亜脱臼現象**：関節で相対する骨の位置関係が完全に逸脱した状態が脱臼で,一部接触がある状態が亜脱臼.

☆6 **肘内障**：幼少年期の肘では橈骨を支持する靱帯が柔らかく,亜脱臼しやすい.これを肘内障と呼ぶ.

☆7 **学校の管理下の災害**：日本スポーツ振興センターでは学校で発生する傷病に対する保険給付を行っており,対象となった傷病の全国統計を報告書「学校の管理下の災害」として発行している.

☆8 **挫傷・打撲**：ぶつけることで発生するけが.

☆9 **橈骨遠位部**：手首の手前で母指側の骨.

☆10 **上腕骨顆上**：肘の関節部の両側への突出（内顆・外顆）より肩よりの箇所.

☆11 **骨端症**：成長軟骨層に1回では損傷されない程度の力が繰り返し加わることで徐々に生じる損傷.

☆12 **脛骨粗面**：膝蓋骨から下方に伸びる膝蓋腱が脛骨（すねの骨）に付着する箇所.

☆13 **オスグッド病**：骨端症は,その疾患を研究・報告した人の名前が付けられている.シーバー病も同様.

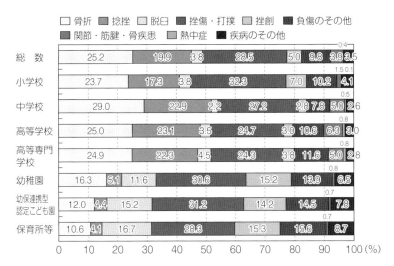

図6　負傷・疾病における種類別発生割合
（(独)日本スポーツ振興センター（2016）学校の管理下の災害［平成28年版］．p145）

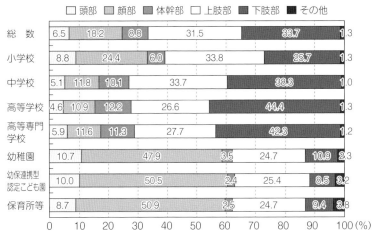

図7　負傷・疾病における部位別発生割合
（(独)日本スポーツ振興センター（2016）学校の管理下の災害［平成28年版］．p146）

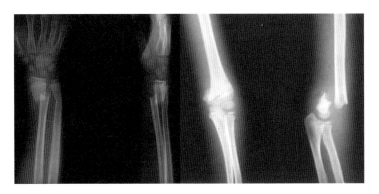

図8　小児の典型的な骨折（橈骨遠位部骨折と上腕骨顆上骨折）

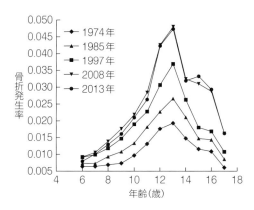

図9 年齢別の骨折発生率の時代変化（男子）

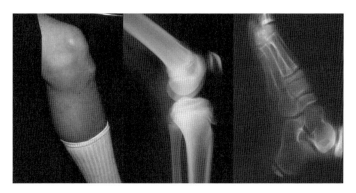

図10 骨端症（左：オスグッド病の外見とX線像，右：シーバー病のX線像）

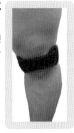

☆14 バンド式サポーター：膝蓋腱を圧迫する帯状のサポーター．

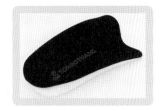

☆15 ヒールカップ：踵の荷重部分に敷くように入れるクッション材．

端に痛みを引き起こすシーバー病（図10）であり，ふくらはぎや足底の筋の張力により生じ，小学校の高学年に多くみられる．オスグッド病では膨隆変形が一度生じると元に戻ることはなく，変形が軽いうちに専用の**バンド式サポーター**[☆14]を使用することで進行を防止する．シーバー病では，痛みで運動に支障がある場合，シューズの踵部に**ヒールカップ**[☆15]と呼ばれるクッションを入れることで症状が軽減される．

骨端症や裂離骨折の予防には，原因となる筋の柔軟性を高めることが必要である．小学校高学年から中学校の年代は身長増加が大きく，骨の伸びに対して筋の伸びが遅れるため，より念入りなストレッチングが求められる．

3．発育と運動トレーニング

適度な運動は発育に望ましいと考えられるが，運動を行うことで身長が伸びやすくなるということはない．バレーボールやバスケットボールに参加することで身長が高くなることは考えられない．逆に器械体操のトレーニングをしているから身長が伸びなくなる，ということも考えられない．身長は

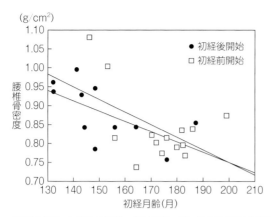

腰椎骨密度＝1.427−0.003＊初経月齢；R^2＝0.272(初経前開始)
腰椎骨密度＝1.308−0.003＊初経月齢；R^2＝0.401(初経後開始)

図11 社会人女子長距離走選手の初経月齢と腰椎骨密度

80％程度が遺伝で決定されるとされている（Woodら，2014）が，最近の研究では，分析可能な遺伝子のみでは身長の60％しか説明ができず，未知の遺伝子がさらに関与している可能性がある．

逆に過剰なトレーニングは心身へのストレスとなり，発育に影響を与える危険性がある．特に体重を増加させないための食事制限を行う競技では，身長への影響や骨量・骨密度の獲得への影響が指摘されている（Malinaら，2013）．陸上競技では，長距離走種目の持久性トレーニングを初経発来[☆16]前から開始すると初経発来が遅れ，腰椎骨密度が低くなってしまう（図11）．女子選手では無月経[☆17]が過度なトレーニングによる女性ホルモンの低下を示しており（鳥居，2006），無月経に陥らないトレーニング計画が望まれる．男子選手では女子の月経周期のような指標がないため，判断が難しい．身長増加の停滞のような状況で判断することになる．

発育段階に合わせたトレーニングの内容については，海外でも国内でもおおむね見解は一致している．図12は発育曲線に合わせたカナダスポーツセンターの概念図である（Canadian Sport Centres，2010）．小学校低学年までにすばやい動きやしなやかさを要する動作を経験させ，発育期前にできるだけさまざまな種類のスキル[☆18]動作を習得できるようにするのがよい．発育期になり骨の伸びが活発になると筋・腱の堅さから関節の可動域が狭くなったり，しなやかさが減少したりするので，柔軟性を維持しようと努める．骨や筋の増加のピークはPHV年齢より後になるので，スタミナ（持久性）のトレーニングは過剰にならないように注意が必要である．逆にPHV年齢から1年以上経過してから，スピードも持久性も本格的にトレーニングしていくことがよいと考える．筋力・パワー[☆19]を要するトレーニングは筋量が増加し，成長軟骨層が癒合してくる時期から行うほうが安全であると考えられる．

☆16 初経発来：女児で初めての月経を初経と呼ぶ．

☆17 無月経：日本産科婦人科学会の定義では，3カ月以上月経が起きない状態を無月経と呼ぶ．

☆18 スキル：運動の技能要素．

☆19 筋力・パワー：運動の力の要素．特に瞬間的な力発揮をパワーと呼ぶ．

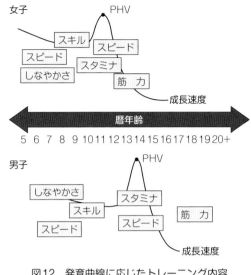

図12　発育曲線に応じたトレーニング内容
(Canadian Sport Centres, 2010)

4．幼少年期のスポーツと生まれ月

　Jリーグの選手やプロ野球選手の生まれ月は年度の前半に多いことが知られている．4月生まれと3月生まれとの体格差は，男子では中学1年生頃まで，女子では小学5年生頃まで続きその後減少する．当然ながら年少児ほど12カ月の相対的な影響は大きくなる．このような月齢差は体格だけでなく，運動能力にも差を生む可能性があり，その結果生まれ月の早い子どものほうが選手に選ばれる機会を得やすいと考えられている．

　幼少年期の運動指導ではこのような月齢差に配慮し，生まれ月の遅い子どもにも機会が平等に与えられるように目を配ってほしい．

5．体育・スポーツとけがに対する考え方

　スポーツによって発生するけがは，1回の大きな力によって発生する急性の「スポーツ外傷」と，同じ部位に繰り返し同じ性質の力が加わることで徐々に発生する慢性経過の「スポーツ障害」に大別される．日常生活の動作より強い負荷や，多い反復回数の負荷が加われば運動器の**疲労現象**[20]が生じる．同じ動作を繰り返し行うようなトレーニングでは，からだの同じ個所に同じ性質の負荷が繰り返し加わるため，疲労現象が発生しやすい．子どもでは強度が不十分な運動器に負荷が加わるため，成人よりも少ない負荷の回数で損傷が生じる．そのため多くの競技・種目で子ども用の用具は軽量や小型になっている．

☆20 **疲労現象**：金属疲労の語で知られるように，微細な亀裂が発生した状態．

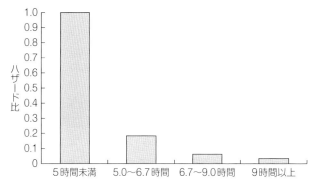

図13　1週間の身体活動時間と外傷発生のハザード比
（Bloemersら，2012）

　少年野球では試合の回数，投球数などの安全な目安が提案されている．米国のMLBではPitch Smartというサイト（MLB）で年齢別に投球数，休養のとり方などの基準が提案されている．野球肘，野球肩と呼ばれるスポーツ障害では，肘の成長軟骨での裂離や**離断性骨軟骨炎**[☆21]，肩の成長軟骨損傷が発生し，肘の可動域制限や上腕骨長の成長障害をきたすことがある．

　サッカーではアメリカサッカー協会が2015年に10歳未満の子どもにヘディングを禁止，11～13歳の子どもでは回数を制限する規定を発表し，イギリスでも同様の提言が行われている．子ども達の頚部はヘディングの衝撃を緩衝できるほど発達していないことや，脳への繰り返す衝撃が脳に損傷を生じさせる危険があること，などが理由である．

　一方，転倒や転落などの原因で発生する急性のスポーツ外傷は**アクシデント**[☆22]として発生することが多く，予防策を作成しにくい．スポーツ外傷はスポーツ活動を行う限り避けられないことと思われるが，スポーツ活動をしないことがスポーツによる外傷のリスクを高める，という報告がみられる．オランダで9～12歳の955名を対象にした調査（Bloemersら，2012）で，体育，余暇の**身体活動**[☆23]，スポーツ中に発生する外傷を1週間あたりの身体活動時間により4群に分けると，身体活動時間が最も少ない週5時間未満の子ども達に対して，5時間以上の子ども達では活動時間が多いほど一定の身体活動時間あたりの外傷発生のリスクが低くなっていた（図13）．

　この結果から，身体活動習慣が多いほど実際には外傷が少ない発生になっていると考えられる．身体活動習慣のなかで経験できる動きが多様なほど，外傷発生のリスクがさらに低くなることが期待される．したがって私見ではあるが，小さなけがの発生を心配して運動を行わないことは，逆にけがの発生リスクを高めることにつながると考え，幼少年期から活発な動きの体験を勧めたい．

☆21 **離断性骨軟骨炎**：関節表面の軟骨とその下層の骨の一部が剥がれたり，剥がれそうになって生じる関節炎．

☆22 **アクシデント**：予期せぬ事故．

☆23 **身体活動**：スポーツだけでなく日常生活の動きも含めた身体を動かす活動．

文献

Bloemers F, Collard D, Paw MC, et al.（2012）Physical inactivity is a risk factor for physical activity-related injuries in children. Br J Sports Med, 46: 669-674.

Canadian Sport Centres（2010）Long term athlete development resource paper V2.

Malina RM, Baxter-Jones ADG, Armstrong N, et al.（2013）Role of intensive training in the growth and maturation of artistic gymnasts. Sports Med, 43: 783-802.

MLB：Pitch Smart．(http://m.mlb.com/pitchsmart，参照日：2018年1月7日)

(独)日本スポーツ振興センター（2016）学校の管理下の災害［平成28年版］．

Ogden JA（2000）Skeletal Injury in the Child, third edition. p128, Springer.

Rauch F, Bailey DA, Baxter-Jones A, et al.（2004）The 'muscle-bone unit' during the pubertal growth spurt. Bone, 34: 771-775.

鳥居　俊（2006）女子長距離走選手における初経発来前のトレーニング開始は初経発来遅延や骨密度低下と関連する．発育発達研究，32：1-6．

鳥居　俊，岩沼聡一朗，飯塚哲司（2016）日本人健康男子中学生における身長，除脂肪量，骨量の最大増加時期．発育発達研究，70：11-16．

鳥居　俊（2017）生まれ月がスポーツ選手の競技レベルに及ぼす影響．日本成長学会雑誌，23：5-8．

Wood AR, Esko T, Yang J, et al.（2014）Defining the role of common variation in the genomic and biological architecture of adult human height. Nat Genet, 46: 1173-1186.

5章 幼少年期の心の発達
－遊びを通しての指導ということ－

　人生最初の7〜8年の発達は目を見張るものがある．親に全面的に依存しなければ何もできなかった新生児が誕生直後からめざましい発達を辿る．身体および運動にみる発育発達もさることながら，情緒・情操，言語や思考，社会性等々の発達は生涯発達のなかで最も急激な変化と増大を示す．

　本章ではそのような著しい発育発達をする幼少年期の指導で，なぜ「遊びを通しての指導」が重要なのかということを，心の発達，特に幼少年期の心理社会的発達に焦点をあてて考える．

　そのためにまず幼少年期はどういう時期なのかについて，心理社会的発達面での様相や課題にふれながら概観する．次に幼少年の学び方の特徴を把握することによって，幼少年期にからだを動かすこと，遊ぶことが意味あることを理解する．そして次に運動遊びで育つ心情や意欲，態度を確認し，最後に幼少年期の子どもの運動指導において留意することを考察する．心理的発達を主題とするが，からだや運動と切り離さないで，子どもが遊んでいる場面を想起しながら子ども理解を深めてほしい．

1．幼少年期という時期：その心理社会的発達

1）自立の欲求：幼児期前期

人生初期の三大事件といわれる「離乳」「直立二足歩行」「発語」のなかの1つ「直立二足歩行」の意味することは，筋肉・筋力の発達，自分のからだのコントロールや環境の支配ができるようになることである．

行きたいところに行く，手を使ってものを操作するなど活動的に行動が展開する．「あれはなに」「これはなに」とか「自分でやりたい」という好奇心や欲求が出てくるが，いつでも叶えられるわけではないし，1人でできないことも多い．なんでもかんでも「いや」[☆1]という拒否の態度や強い自己主張は大人からは「反抗」と呼ばれるが，子どもは「自分で」やることに強い意志をもち飽くことなく繰り返し行う．大人にとってはやっかいな存在だが，忍耐心と大人の知恵や助力をもって子どもの意志を認め，自律および自立を育まねばならない．

2）自分のからだへの信頼と知的好奇心

3歳に近づくころから，親や保育者を頼る必要もなく自分のしたいことは大抵1人でできるようになる．指先の器用さも増す．自由に走ったり登ったり，転びそうになっても自分の力で立て直すことができる．これは子どもに深い満足感をもたらす．自分のからだが自分を裏切ることがないという自分自身の身体機能への信頼は子どもに自信を与える．そして，さらい積極的に取り組もうという気持ちを起こさせる．興味や関心をもったものは何でもやってみる，あれこれ想像を巡らせる．積極的に外界の探索をし知識を得ようとする．自分の設定した目的を達成することに向かっていく．自分のめざすことを自分の思いのままに繰り広げる．知的好奇心も満たされていく．

3）自他の関係理解の始まり：幼児期後期

3歳くらいになると幼稚園や保育所などで同年齢の子ども達とのかかわりをとおして，自他の関係理解，自己主張の仕方も徐々に体得し始め，友だちへの配慮や連帯意識が生まれてくる．遊びの場で「かわりばんこ」「じゅんばん」という言葉が頻繁にでてくるのもこの頃である．

真の意味での道徳的判断は思考力の発達という知的発達の支えが必要だが，友だちとの交わりの経験や大人の介在を得て，遊びのルールや参加する集団生活における約束事など簡単な社会的なルールの獲得が幼児期後期からできるようになる．

また幼児期後期には，相手との関係に応じてより感情のコントロールができるようになってくる．怒りの感情は抑制し，喜びの感情はその謳歌を自覚的に語る．自分以外の他者の気持ちや考え，願望を推測する能力である「心

☆1 イヤイヤ期：2歳前後，親の命令や指示に対してことごとく拒否したり反対の行動をとったりする態度．反抗的とか聞き分けのなさと目されるが，自立や意志，自主性の現れであり，正常な自我発達の過程の現象である．

の理論」☆2が発達し，自分の感情を調整して相手に適切な働きかけをする能力も発達する．

4）肯定的な自己評価

自他の関係理解ができるようになるのと平行して，他児との比較で自分の特徴がわかるようになる．ただし幼児の自己評価は客観的なものではなく，評価の内容はおおむね自己肯定的である．

なぜ自己肯定的なのか．それは幼児は異なる2側面を同時に表象することができず，好きなところと嫌いなところを同時に考えることができないから肯定的側面のみを強く意識してしまうという認知能力の問題である．

また理想の自己と現実の自己を区別できないため，非現実的に肯定的になっているとも考えられる．たとえばできるかどうかを問われると，子どもはやってみたこともないのに「できる」と答える．親や保育者が自分に対して与えてくれる「がんばりやさん」「よくできたね」という評価をそのまま自分にあてはめて高い自己評価をする．そのために「有能感の幻想」と揶揄されたりするが，この「幻想」は高い自己を保とうとする動機づけになり，結果的に自己の肯定的な発達を推し進めるので発達上有効なことである．

5）人間関係の広がり

年齢があがるにつれて子どもの生活空間は家庭から地域，そして社会へと広がり，それとともに人間関係も近所の友だち，幼稚園や保育所の友だち，先生，家族以外の人というように広がっていく．また子どものからだや能力の発育発達も加わり，必然的に子どもの活動量の増加や行動範囲の拡大により子どもの人間関係は拡大と深化をしていく．多彩な人々との関係を通して子どもは社会的行動を獲得し，社会化が進展する．

6）確かな自己評価による有能感や劣等感情：児童期

児童期のスタートは学校生活の開始によってきられる．それまでの家庭や幼稚園・保育所でやりたいことを気の向くままにやりたいという気持ちを抑えて，まじめに勉強し能力を築き上げようという勤勉感が生じてくる．

児童期は総じて希望に溢れている時期☆3であるが，見逃すことのできない危機的状況も生じてくる．客観的な自他比較，確かな自己評価および他者についての理解が可能になり，有能感をもつ場合もあれば劣等意識を感じる場面もでてくる．幼児期にもった「有能感の幻想」は崩れていく．それゆえに，この時期の子どもがやる気を失わないように，長所に気づかせることや他人との比較を過度にしない指導が重要である．

☆2 心の理論 theory of mind：自分や他者の行動を予測したり説明したりするために使われる心の働きについての知識や原理．外からはみえない願望や感情，意図や信念など内面の認知理解は3歳児でももっているという．

☆3 児童期－希望に溢れている時期に関連して：児童期は親や教師に従順で，まじめに勉強をするなど，他の時期に比較して問題の少ない穏やかで幸福にみえる時期なので「潜伏期」と呼ばれてきたが，やがて来る思春期・青年期の嵐の前の静けさともいえる重要な時期である．

2．幼少年期の学び方の特徴

1）今が大切，今に生きる

　大人なら将来を見据えて物事を考え，遠い先の目的のために今行動を起こすことができるし，過去を振り返って反省し将来に備えることもできるが，幼少年期の子どもは将来を現実的にイメージすることはできないし，過去を正確に記憶して将来のために学ぶこともできない．ましてや丈夫なからだになろうとか，器用な動きができるようになるために運動をするということはしない．

　子どもが動いている場面を描いてみてほしい．子どもは次から次へと何か思いついてはやってみている．誰かがやっていることを見て真似したり，刺激をうけて工夫をしたりしている．飽くことなく繰り返している．今目の前にあること，それに気持ちを集中させている．

　大人からみると，一体何が面白いのだろう，何をしたいのだろうと理解しがたいこともある．子どもは教育者や指導者の思いとは関係なく，今からだを動かすのが楽しいからからだを動かすのである．「今を生きる」と表するのがぴったりである．

2）体験することによって学ぶ時期

　乳幼児期の子どもは未だ心とからだが分化しておらず，心身の両側面が相互に関連しあうことによって総合的に発達する．気持ちが動かなければからだも動かない．逆にからだが動けば気持ちも動く．興味を惹くことならやってみようとするが，興味がもてないことはやってみようとしない．

　佐伯胖☆4 は「子どもというのは言語主義から解放されており，わかるというのはからだでわかるということであり，わからないというのはからだが受け付けないということである」とまで言い切る．

　大人は本や活字などの言葉を介して学ぶが，子どもは言葉で理解するのではない．大人は先人の体験や知識を言葉から学ぶが，子どもは実際に自分のからだを動かして試して，つまりからだで験す「体験」することによって学ぶのである．

　具体例をあげてみよう．「けんかはしないで仲良く遊ぶように」と大人が言葉で教えるが，子どもは本当にわかっているだろうか．「わかった？」とよく聞くことをするが子どもはわからない．実際に友だちと一緒に遊んでいて，ものの取り合いになったり，約束を守らない友だちがいたりして，**いざこざ**☆5 の経験をすることによって，どうやったら仲良く遊ぶことができるかをまさに体得していく．交代，順番，共同，協力，競争等々を学んでいくのである．子ども自身が興味や関心をもって，実際にからだで経験して身につけたものは本物である．

☆4：佐伯胖（1987）子どもを理解するということ．村井潤一，森上史朗編，「保育の科学」別冊発達，6：82，ミネルヴァ書房．認知心理学に基づいた「学び」の過程の分析研究から，著書「「わかる」ということの意味」「「学ぶ」ということの意味」（ともに岩波書店刊）がある．

☆5 いざこざ：子ども達の間でお互いの意志の食い違いの結果生じるもめごと．ものの奪い合い，イメージの食い違い，ルール違反等が原因となる．いざこざを通して子どもがさまざまなことを学ぶので，否定的な印象の「けんか」ではなくこの言葉が多く用いられる．

3）遊びを通して学ぶ時期

（1）幼児期後期は「遊びの時代」

心理社会的な存在としての人間の生涯発達における各段階ごとの発達課題を提唱したErikson☆6は幼児期後期（3歳より5歳くらいまで）を「遊びの時代」ととらえ，その時期の**発達課題**☆7は**積極性**☆8であるという（表1）．

それまでの幼児期前期のように，まだできないことが多くて自分の非力を嘆き親の保護下にいるのと異なり，大人の助力は不要で自分のめざすことを自分の思い通りに繰り広げていけばよい．知識や技術技能の習得を要求されることもない．大人のような義務や仕事が課せられていない段階である．

（2）遊びは，自ら進んで学ぶ活動

大人でもそうであるが，「○○しなさい」といわれることには意欲的になれない．強制された学習では身につかない．たとえ身についてもそこには学びの喜びも発見もないだろう．自分自身が興味や関心をもって自ら進んで行うことによっていろいろなことを身につけるのであり，子どもが自ら主体的，自発的に取り組む活動は「遊び」である．

研究者や教育者は，遊びの定義や機能ついての研究から遊びの教育的意義を認め，子どもの心身の諸機能の発達に有効であることを証明して，遊びを教育のために利用しようとする．遊ばせようとする．

しかし遊ぶ子ども達は，大人が意図するような何かの目的のために，たとえば立派な大人になるために遊ぶのではない．遊んだ結果，何かが身に付くのであり，当の子ども達は，遊ぶとさまざまなことを学ぶことができる，だから遊ぶのだと思っているのではなかろうか．

（3）子どもにとっての遊び：その本質

子どもの遊びについての多くの**学説や理論**☆9を，運動遊びに焦点を絞って遊びの本質を整理してみると，①自由で自発的な活動，②内発的に動機づけられた活動，③遊んだ結果より過程に意味がある活動，④面白さや楽しさの追求をする活動，のように集約される．

子どもは大人のように気晴らしや仕事の準備のため，あるいは余暇活動として遊ぶのではない．まして将来立派な大人になるために遊ぶのでもない．遊んだ結果，さまざまな心情や意欲・態度，能力などを総合的に体得していくのである．以上，遊びのもつ教育的意義を述べてきたが，遊びに何かを期待してもそれがいつも起こる保証はない．また時には望ましくない行動傾向も身につくこともあることを心しておかねばならない．

表1　心理社会的発達段階と発達課題・危機

	発達段階	発達課題	対	危機	人格的活力
I	乳児期	基本的信頼	対	不信	希望
II	幼児前期	自立性	対	羞恥・疑惑	意志
III	幼児後期	積極性	対	罪悪感	目的
IV	児童期	勤勉性	対	劣等感	有能感
V	青年期	自我同一性	対	同一性の拡散	忠誠
VI	成人前期	親密性	対	孤独	愛
VII	成人中期	生殖性	対	停滞	世話
VIII	成人後期	自我の統合	対	絶望	知恵

（小口，1983，p22より作表）

☆6 Erikson EH：精神分析学的立場にたちながらも，生物学的・心理学的な見方に偏重せず，人間を心理社会的側面から捉える．生涯を8つの階層に区分し，それらの階層間には漸成の過程が成立するという．

☆7 発達段階，発達課題と危機：Eriksonの自我発達理論では，発達段階ごとに学ぶことが課せられている発達課題が示されている．またそれぞれの段階で直面する心理社会的危機があり，その葛藤を解決することによって次の段階に進めるという．

☆8 積極性：幼児期後期の発達課題．自分の思い通りにすることに貪欲で，好奇心に満ちていて何に対しても積極的に試す，確かめる，真似する，想像する確かめるなどすること．

☆9 学説がわかる文献例：西村清和（1989）遊びの現象学．勁草書房，高橋たまき（1984）乳幼児の遊び－その発達プロセス－．新曜社など．

3．運動遊びで育つ心情や意欲そして態度

1）動くことそれ自体が嬉しい

棒っきれを見つければ子どもは必ずといってよいほど持って振り回す，地面に線を引く．石ころを見つけると拾って握る．物にかかわってからだを動かすことそのものが楽しくて仕方がないようである．仲間とからだが触れたのをきっかけにじゃれっこ遊びをする．このからだを動かすことそのものの機能的快楽による動きの経験を繰り返しているうちに，子どもはより面白いことに気づき，自分の意図や目的をもって周囲の人とかかわる動きや物を操作する動作を繰り広げる．

2）からだを動かして満足感や自信を体感する

およそ3歳を過ぎころにもなれば，自分のしたいことは大抵自分1人でできるようになる．成長するに従って自力でできることが増える．それまでできなかったことができるようになる．この成長する能力を使うことやその力でできたことに興味をもつようになる．これは「機能の喜び」[☆10]といわれ，できた喜びを感じ，もっとやってみようと挑戦する．そして何度も何度も繰り返し行ってはできることを次々増やしていく．今目の前に下り坂のような斜面があるとしよう．子どもはまるでひきつけられるように下り始める．下までいっては登り下る．それを何度も何度も繰り返して上手になる．友だちと一緒だと動きや快感は増幅する．転びそうになってもうまくバランスをとって自分のからだを立て直すことができる．これは子ども達に深い満足感をもたらし自信を与える．自分のからだは自分がやろうとすることを裏切らないという自分自身の身体機能への信頼は子どもに自信を与え，さらにもっと積極的に取り組もうとする気持ちを起こさせる．このような例は子どもがからだを動かして遊んでいる場面でいくらでもみられる．

3）自発的・積極的に取り組む態度

Eriksonは幼児期後期の子ども達はあたかも大人が仕事をするときのようにまじめに遊びに取り組む．自主的・自発的・積極的に取り組むことがなければ遊びは成立しない．そうであってこそ遊ぶことができる．遊ぶことは，子どもに集中的に取り組むこと，気まぐれでは長続きしないこと，最後までやり遂げることの喜びを与えるのだという．

子どもは存分に遊ぶことによって，この時期の発達課題である「積極性」を獲得し，この段階で学ばなければならない心理社会的態度を身につけ，次の段階の児童期に順調に進んでいける．自分のしたいことをしたいように存分に遊んだ子どもは，児童期になると「したくなくてもしなければならないことがあるのをわかり，する」ことができる．

☆10 機能の喜び：成長発達しつつある機能を使うこと自体に子どもが喜びを見出し，新しい能力や機能を自ら試すように練習しては習熟し発達すること．

4）仲間遊び対人関係の体験や自他の関係理解：自己主張・自己抑制

　仲間に関心を寄せるようなってくると，1人で遊ぶより友だちと遊ぶ方が面白いということに気づく．しかし仲間遊びではさまざまないざこざが生じ葛藤も味わう．自己主張ばかりしていたのでは楽しく遊べないとか，仲間に入れてもらえないという経験もする．勝敗を伴う遊びでは負けて悔しくても自分で自分の感情をコントロールして遊びに戻ることや，ルールのある遊びではルールをお互い守ることなど，まさに身をもって体得する．幼少年期の遊びは，**自己主張，自己抑制**☆11，他者理解，感情の共感，規則の理解，コミュニケーション能力などさまざまな社会的発達と人格的発達に重要な意義をもっているのである．大人のように義務や仕事が課せられることも少なく，幼児前期のように親に頼らざるを得ない自分の非力さを嘆くこともなく心理社会的発達を遂げていく．

5）課題や目標の設定と解決にむけた試み

　それまですべり台を下から見上げていた5歳くらいの子どもが，すべり台の降り口に回って，下から登り始めた．途中まで登ってはそのままの体勢で下までずるずると下りてきた．それを何度も繰り返す．縁を握る手に力が入っているのが傍目にもわかる．足にも力が入っている．しばらく様子をみていたら，助走をつけて登ろうとした．助走の距離を延ばしたり縮めたり，ぴょんと跳び上がって走り出したり，それはそれはいろいろ試行錯誤を繰り返している．何度か繰り返してようやく上に到達したときの表情は満ち足りたものである．見事な遊びっぷりである．

　この間，子どもは大人に指示されてではなく，自ら課題をみつけ目標を設定し，自ら解決に向けて試行錯誤をしている．からだを動かして遊びながら，他では代えがたい学びの体験をしている．他人から出された課題や教示された方法だったらこうはいかなかっただろう．

6）さまざまな側面の発達が促されていく

　ここまで運動遊びで子どもがどのような体験をしているか，どのような学びをしているかを主に心理社会的発達の側面から列挙してきた．しかしながら幼少年期の子どもの発達は側面別に進むというものではない．遊びを繰り広げていく過程で子どもは心身全体を働かせており，心身のさまざまな側面の発達にとって必要な経験が相互に関連し合って，運動能力や言語能力，思考力，社会性，道徳性などのさまざまな能力や態度が総合的に発達していくのである．大人はともすれば遊びを教育的に利用しようとするが，遊ぶ子どもは「遊ぶとさまざまなことを学ぶことができる，だから遊ぶのである」ということを肝に銘じておきたい．

☆11 自己主張と自己抑制：3歳から小学校入学まで年齢とともにその上昇・発達の傾向を辿る．しかし自己主張は必ずしも一様に直線的でなく，ときに停滞・後退をみせている．自己抑制はこの年齢範囲での停滞・後退は比較的少ない．柏木惠子（1988）幼児期における「自己」の発達－行動の自己制御機能を中心に－．東京大学出版会．

4．運動遊び指導上の留意点

1）指導と遊びの兼ね合い：指導者の意図と幼児の主体性

遊びを通しての指導が幼少年期には望ましいとはいえ，子どもがしたいようにするだけの指導では，子どもの体験は偏ったものになる可能性がある．

保育・教育現場や運動などの指導の方法や形態を表すものとして，

　　一斉指導と個別指導
　　設定保育－自由保育
　　意図的教育－無意図的教育

発見学習，課題解決学習等々があり，対概念や対比として用いられている．それぞれに長所もあれば短所もあり，利点もあれば欠点もある．

それゆえ指導計画を立てる際は，1人ひとりの子どもの成長を支えるという理念に基づいた方法や形態であるかどうか，指導者の指導上の利点や指導の効率が発想の元になっていないかどうかを問う必要がある．この観点は，指導実践を省察するときにも重要である．

2）課題の難しさ・やさしさ：発達の最近接領域

指導は対象となる子どもの興味や関心，欲求，能力，性格などに合わせて行うと一言でいうが，これはやさしそうで難しい．どの程度難しい課題を選ぶかということは指導者にとって大きな問題である．現時点でたやすくできることをさせても，子どもはやる気にならないであろう．反対に難しすぎることをさせてもやる気を起こすことはできない．

旧ソビエトの心理学者 Vygotskiĭ [☆12] は，教育は1人ひとりの発達の最近接領域を意識して行われなくてはならないとした．すなわち，子どもが自力で解決できる「すでに完成した水準」（水準A）と大人の援助や指導によって解決が可能になる「成熟しつつある水準」（水準B），この2つの水準の差の範囲を発達の最近接領域ないし発達の潜在的可能性の領域と呼び，教育的働きかけはこの範囲に対してなされなければ子どもの発達に貢献できないという．また教育は発達の最近接領域をつくり出すような働きかけをしなければならないという（図1）．

すなわち，援助があれば達成できる課題に取り組ませ，自力でできる水準に高めること，またまったくできない課題についても援助があればできる水準にまで高めることを意識して挑戦させることである．

子どもが今どの水準にいるかを見極めて，ちょっと新しいこと，ちょっと難しいことを選ぶようにするとよい．そのために指導者は子どもが今どの水準にいるか，子どもが今なにを求めているか，子どもに今どういう体験や課題が，必要・適切か，を考えることが重要である．

☆12 Vygotskiĭ LS（1896-1934）：旧ソビエトの心理学者．実験的，理論的研究により人間の高次の精神発達における言語機能の影響力，教育と心的発達の相互関係に関する書を多く著した．「遊びは発達の源泉であり，発達の最近接領域を作りだし，子どもを発達の高い水準に引き上げる」といった．

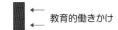

図1　発達の最近接領域
（Vygotskiĭ，1962，pp88-89より作図）

3) 活動の評価：結果を求めない，過程を認める

　遊びの本質は遊んだ結果ではなく遊ぶその過程に意味がある．大人はとかく目に見える結果に注目し，「高く跳べたね」「早くできたね」「上手だった」などの評価をする．結果をみて褒めることは指導の要点であるが，過程にも目をむけたい．子どもは遊びながらいろいろ試したり工夫したり，友だちと協力して取り組んだりしている．それを見過ごすのはもったいないし，それを認めてあげないのはなおもったいない．

　幼児期後期の発達課題を「積極性」といった Erikson は，この時期の子どもが直面する心理社会的危機を「罪悪感」☆13 という．幼児期の子どもは好奇心が旺盛でいろいろなことを積極的にやってみようとするが，時には失敗もするし，こんなことをしたら叱られるかもしれないとか，まだ無理だといわれるかもしれない，笑われるかも知れないと怖れているというのである．成功すれば嬉しいが失敗すればいやな思いをする，自信をなくす．

　しかし失敗しても「次はこうしてみたら」「どうするとできるかな」などといった温かい助言や励ましがあれば，恥ずかしさや悔しさ，劣等感を乗り越えることができる．結果ではなく過程をみて，やってみようとする意欲や態度を認めてあげたい．

☆13 罪悪感：幼児期後期に直面する心理社会的危機をいう．この時期の子どもの積極性の発揮は肯定されるばかりでなく文化や社会の価値や基準に触れるときは禁止されたり罰せられたりする．それを恐れて，欲求や行動を表出する前に罪悪感を抱き自分自身を統制していく．

4) 子どもの「育つ」を「育てる」

　発達心理学の多くの研究成果が示すところによると，子どもは自ら学び自ら育つ力をもっており，自身の成長発達する機能を使うこと自体に喜びを見出し，それによってさまざまなことを発見し学ぶ．自分の力を発揮できたとき子どもは最高の満足と自己有能感を感じ，さらに新しい活動を展開し，知識や技術は一層確実で安定したものとなる．子どもは自ら進んですることによって，いま自分が持っている能力から新しい能力を自ら獲得していく能動的な学習者である．先回りして教えることを控え，子どもがしたいことを自分でみつけ，したいことをしたいようにするのを見守りたい．

　指導者が「体育」とか「指導」という言葉を念頭に置くと，目の前にいる子どもは「指導の対象」となり，熱心な指導者だと「教えること」「鍛えること」に真剣になりがちだが，そうではなく子どもが自ら自発的に進んでやってみようとする環境作りが指導者の役割である．津守真のいう「傍からみるとただ遊ばせているようにみえて，その実，保育者の心は忙しく働いている」そんな指導者でありたいものである．

文　献

Erikson EH，仁科弥生訳（1977）幼児期と社会1．みすず書房.
Erikson EH，仁科弥生訳（1980）幼児期と社会2．みすず書房.
柏木恵子（2008）子どもが育つ条件－家族心理学から考える－．岩波書店.
宮丸凱史（2011）子どもの運動・遊び・発達－運動のできる子どもに育てる－．学研教育みらい.
西村清和（1989）遊びの現象学．勁草書房.
小口忠彦編（1983）人間の発達過程－ライフ・サイクルの心理－．明治図書出版.
杉原　隆，河邉貴子編著（2014）幼児期における運動発達と運動遊びの指導－遊びのなかで子どもは育つ－．ミネルヴァ書房.
Vygotskiĭ LS，柴田義松訳（1962）思考と言語（下）．明治図書出版.

6章 配慮が必要な子どもの指導

　この章では配慮が必要な子どもについて理解を深め，指導につなげるための知識を身につけたい．そのためまず「配慮が必要」とは何か，理解することが大切である．子ども達の障害や疾病，特徴や特性の把握に向けたアセスメントへの理解，さらにはその理解がなぜ必要となっているのかを法的な根拠に基づき理解することが重要となる．

　乳幼児期から幼稚園や保育所，さらには小・中学校，特別支援学校など，子どもの置かれている環境はそれぞれに異なり，その実状に触れ理解を深めていくことも大切になる．そのうえで子どもの実態に即し，どのように指導を行うのかを考え実践してもらいたい．その実践にあたっては，アダプテッド・スポーツの考え方に基づき，何ができるのか，どのような活動であれば可能なのか創造することである．

　この章で学ぶ内容を踏まえて，子どもの障害の有無や体力の高低にかかわらず，体育・スポーツが提供できるようになってもらいたいと願っている．

1．どんな子どもにも配慮は大切

1）困っている子ども達の存在

子ども「今日はね，先生に相談があるんだ」．

週に一度行う体操教室が始まる前に，話に来る子どもがいた．その子どもはADHDとアスペルガー症候群を併せ持っており，体操教室のなかでも周囲の子ども達との関係に気を付けなければならないときのある子どもである．

　　　私「何かな？」
　子ども「あのね，今日○○ちゃんが，ルールを守れなかったらどうしたらいいかなと思って．」
　　　私「○○ちゃんが，いつも"よーい"っていう言葉で先に飛び出しちゃうことだね．」
　子ども「そう！だってルールを守るのが当たり前のことなのに，○○ちゃんたら全然ダメなんだよ．」
　　　私「そうだね．守れないのはよくないよね．じゃぁ，どうしたらいいかな？」
　子ども「先生なのに，そんなこともわからないの？ しょうがないなぁ．あのね，"よーい"って言うから駄目なんだよ．それとね，こうやるんだよって見本みせるでしょ．あれもダメ．みんなやりたくなっちゃうんだからさ．」

私は，この日の体操教室で，この子どものアドバイスを早速試すことにした．見事に，体つくり運動として行っているさまざまな動きを含めた折り返し運動は，スムーズに進行した（図1）．

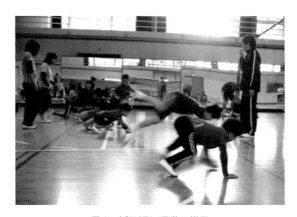

図1　折り返し運動の様子

皆さんはこのやりとりをどのように考えただろうか．スタートする前の「よーい」は当たり前のように使っている言葉ではないだろうか．また，実技指導を行うときに見本を示すことは，必ず行うように心がけてきてはいなかっただろうか．私はこの子どもとのやりとりで，忘れていたものに気づかされた思いであった．

　なぜならこれまでに行ってきた「伝統的な指導」ともいえる，一斉指導での実技指導ではうまくいかない現実に一番困っているのは，当事者である障害のある子どもなのだということに気づくことができたからである．

　この日の体操教室が終わって帰るとき，この子どもが声をかけてきた．

　子ども「先生どうだった，うまく行ったでしょ．本当にしょうがないなぁ．先生なのに．また教えてあげるからね．」

　得意そうな表情を残して体育館をあとにし，家路についた．この子どもは，当然だがよい表情のときばかりではない．他の活動のときには，うまくいかず泣き出してしまうときもあれば，伝わらずに怒ってしまうとき，疲れ気味で体育館の隅に座り込んでいるとき等，いろいろな表情をみせてくれる．保護者との会話からは，学校では言葉を選び，敬語を使い，できるだけ自分の思いを押さえながら過ごすといった，非常に緊張している様子が聞きとれる．

　どのような子どもであっても，他のクラスメイトや友だちと同じように課題を達成したいと思い，先生や親，大人に褒められたいと思っている．しかしながら，それが他の子どもと同じようにできないのである．同じようにできなくても運動やスポーツを楽しみたいと思っている．その様子を聞き，目にすることが多くある．

2）障害者権利条約と合理的配慮

　上記の事例にあるような子ども達はなんらかの障害がある，もしくはその特性を強くもっている．2014年わが国も遅まきながら，**障害者権利条約**[☆1]を批准した．その権利条約には，障害のある子ども達が障害があったとしても差別されることなく人権を行使できることが明記されている．

　条約第30条には「文化的な生活，レクリエーション，余暇及びスポーツへの参加」というタイトルのもと，条約を結んだ国々は「障害者が他の者との平等を基礎としてレクリエーション，余暇及びスポーツの活動に参加することを可能とする」ように何らかの措置を講じることが求められている．この条約に書かれてあることの意味を考えれば，私たち体育・スポーツ関係者は人権としてのスポーツ権を確かなものにするために，スポーツ参加場面において障害のある子どもを除くことを避けなければならない．

　また条約第24条には「教育」というタイトルで教育についての権利を認め，「機会の均等を基礎として実現するため，障害者を包容するあらゆる段階の教育制度及び生涯学習を確保する」ことが求められている．障害者権利

☆1　障害者権利条約：正式には「障害者の権利に関する条約」といい「障害者権利条約」は略称である．本条約は2006年12月に国連総会において採択され，2008年5月に発効している．日本は2014年に正式に批准書を寄託しており，同年以降，日本において効力を生じている条約である．

条約の英文は「States parties shall ensure an inclusive education system at all levels and lifelong learning」とあり，ここに「インクルーシブ教育システム」の必要性の原点がある．

このシステムでは障害者が一般的な教育制度から排除されないことや，自己の生活する地域において初等中等教育の機会が与えられること，個人に必要な「合理的配慮」が提供されること等が必要とされている．

「合理的配慮」（reasonable accommodation）については，条約2条に「障害者が他の者と平等にすべての人権及び基本的自由を享有し，又は行使することを確保するための必要かつ適当な変更及び調整であって，特定の場合において必要とされるものであり，かつ，均衡を失した又は過度の負担を課さないものをいう」と定義されている．

このように合理的配慮は，1人ひとりの障害の状態や教育的ニーズに応じて決定される．学校，保護者，本人などによって，発達段階を考慮しながら可能な限り**合意形成**☆2 を図ったうえで決定し提供することが望ましいものである．発達段階や適応の状況に応じて柔軟に見直しを図りつつ，子どもが十分な教育が受けられているという観点から評価する必要がある．

しかしながら指導者や教師のなかには，障害のある子ども達が参加を希望しているとき，障害のある子どもの指導経験がない，安全を確保できない，指導の仕方がわからないなどの理由から，参加や活動そのものを断る場合もみられる．さらには所属するチーム方針や他の保護者からのクレーム，他の子どもへの配慮などで参加や活動を制限し，一緒に行うことを避けるというケースも，表に現れにくいものの決して少なくない．スポーツ基本法の精神を尊重し，さらには障害者権利条約の推進を目指すならば，こうした子ども達の参加を受け入れ，ともに活動する努力を惜しまないことが日本のスポーツ文化，インクルーシブ教育の水準を高めるという信念に基づき行動したい．

2．アセスメント

子どもの実態を把握するためには何らかのアセスメントが必要になる．アセスメントにはさまざまな種類があり目的も異なるが，ここでは運動に関するアセスメントとして私たちが理解しておく内容を取り上げておきたい．

学校体育では，**新体力テスト**☆3 などもその1つとして考えることができる．その実施状況をとおして問題把握ができればよいが，知的障害や発達障害のある子どものなかには，本質的な問題が理解できない場合や，そもそも言語理解，障害特性等の理由から体力テストができない場合がある．そうした状況においては，M-ABC2（Movement Assessment Battery for Children 2nd Edition；Hendersonら，2007）やTGMD2（Test of Gross Motor Development 2；Ulrich，2000）などを活用することを考えたい（図2）．

☆2 合意形成：多様な利害関係者の意見の一致を図ることである．ここでは本人・保護者，市町村教育委員会，学校などが，どのような教育的ニーズがあり，どのような支援が可能であるのかについて，相互の意見を一致させること指している．コンセンサスを図ると表現されることもある．

☆3 新体力テスト：1964年以降「体力・運動能力調査」として実施され国民の体力・運動能力の現状を明らかにしてきた基礎資料の1つである．1999年度から「新体力テスト」となり，実施内容は従前とは異なるものもある．

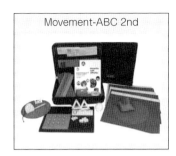
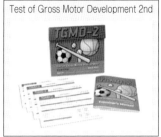

図2　M-ABC（2nd）とTGMD-2
（Hendersonら，2007；Ulrich，2000）

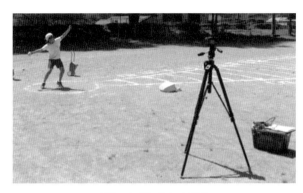

図3　矢状面からの撮影

　また新体力テストなどを普段の活動でアセスメントを行う場合には，それぞれの運動の特徴を踏まえて行うことが大切である．それぞれのタイムや記録はもちろんだが，それぞれの動きについて**観察的動作評価**[☆4]の指標を用いて評価する必要がある．その際，矢状面からの映像記録も同時に残すなどし，測定終了後に教員間での意見交換やケースワークとして児童生徒の様子を話し合う際の資料にすることも考えておきたい（図3）．

　たとえばソフトボール投げやハンドボール投げでは，投てき時に投てき方向に踏み出した足が投てきする側の手と同じ場合がみられる（同足同手での投動作）．この場合には，幼児期の運動遊びや全身を使って遊ぶ経験が十分ではないことや，投動作を中心とした遊びの経験が不十分であることが考えられる．他にも，跳躍動作や走動作についても同様に観察し，評価する視点を身につけて置くことが求められる．これについては，本テキストの「7章　幼少年期の動作の発達」を参考に観察する視点を身につけてもらいたい．さらにその動作につながるさまざまな遊びについて「運動遊びの基本と実際」と結び付けてもらいたい．

　配慮が必要な子ども達は，新体力テストのみえやすい評価である距離やタイムに非常に影響を受けやすく，他の児童生徒との差に想像以上に傷ついている場合がある．それは指導者や教員も，こういった新体力テストやアセス

☆4　観察的動作評価：運動発達について運動の結果や成果（たとえばボール投げの距離など）といった量的な指標で評価するのではなく，その結果や成果を生み出した運動のしかたそのものを捉えるための指標．近年研究成果が多く報告されており，動作様式の質的な変容を捉える方法として注目されている．

メントを「試験」と混同し，得られた評価を児童生徒の社会的な評価として使用することに起因している．このアセスメントで得られた評価は実態把握の評価である．たとえば社会的な教育効果の指標とするのであれば，それは指導者や教師の評価であり子どもの評価ではない．できなかった，よい評価を得られなかったということに対して，指導や授業計画をたてることが指導者や教師の行うことである．その結果得られたよい評価は子どもに帰するものであり，子どもの未来につながる結果とならなければならない．

たとえばスムーズな体重移動やからだの動かし方を獲得しているかといった子どもの実態を確認することは，生涯スポーツにつながるだけでなく，けがや慢性疾患，肥満などの生活習慣病，さらには**運動器症候群（ロコモティブシンドローム）**[☆5]を遠ざけることにもつながる．すなわちアセスメントによる評価を適切に行い，活用することは，健康寿命にも影響するのである．このようにアセスメントの視点で子どもの実態を把握することは，都道府県の体力テスト数値につながるのではなく，子ども達の将来につながることと考えて進めていきたい．

3．授業・指導につなげる

1）アダプテッド・スポーツ

障害のある児童生徒をはじめ，どのような対象に対する指導であっても，どこまでも支援の方法を考え，できることを探す姿勢が求められる．そこで重要になるのが，アダプテッド・スポーツのスタンスである（図4）．アダプテッド・スポーツのスタンスとは，ルールや用具を障害の種類や程度に適合（adapt）することによって，障害のある人はもちろんのこと，幼児から高齢者，体力の低い人であっても参加することができるスポーツの立場に立つことを指す．

このアダプテッド・スポーツという概念は，障害のある人がスポーツを楽しむためには，その人自身とその人を取り巻く人々や環境を問題として取り上げ，両者を統合したシステムづくりこそが大切であるという考え方に基づくものである．このシステムはWHO総会によって採択された，国際障害分類改訂版である「国際機能生活分類：ICF（International Classification of Functioning, Disabilty and Health）」に根差すものである（図5）．過去の障害の分類がマイナス面をみるものであるのに対して，このICFは生活機能というプラス面からの分類を試みていることが特徴である．

このアダプテッド・スポーツの考えに基づき体力と運動能力を同じ軸で捉えたときに，高い体力群が可能な体育やスポーツではなく，低い体力群に対して体育・スポーツをどう提供するのか，さらにはどこまで可能性があり，広げることができるかが重要である．

☆5 運動器症候群（ロコモティブシンドローム）：骨，間接，筋肉などの運動器の働きが衰え，生活のなかでの自分1人でできることが少なくなり，介護が必要になったり，寝たきりになる可能性が高まることである．

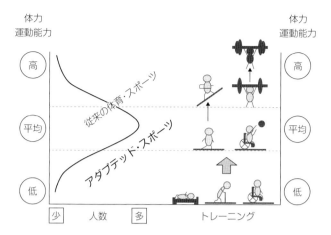

図4 アダプテッド・スポーツのスタンス (矢部, 2010, p266)

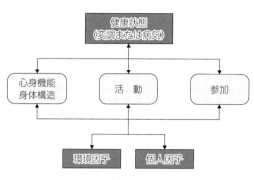

図5 ICFの構成要素間の相互作用

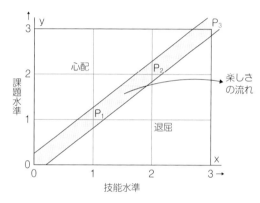

図6 「楽しさの流れ」モデル
(Csikszentmihalyi, 1975, p49)

2）授業・指導場面において

体育の授業やスポーツの指導場面では，「どのような欲求に基づいて運動に挑戦し，どこに楽しさや喜びを見いだすのか」が重要になることが，Csikszentmihalyiの楽しさモデルで"楽しさの流れ"として説明できる（図6）．アセスメントで判断した児童生徒の能力の変化に伴い，運動の楽しみ方も変化する．Csikszentmihalyi（1975）は遊びにおける楽しさについて，遊び手の技能水準と課題水準との調和のなかに生じるものであり，さらに楽しさが発展的に深まっていくことを示すとともに，子どもの運動の楽しみ方そのものが変化することを示しているのである．

3）構造化

構造化の考え方はさまざまな特別支援教育のなかにとどまらず，**ユニバーサルデザイン教育**[☆6]などですでに教育界では広く浸透されている．ここで

☆6 ユニバーサルデザイン教育：ユニバーサルデザインとは，年齢や障害の有無にかかわらず，すべての人が使いやすいように工夫された用具・建造物などのデザインである．このことを教育におきかえ，すべての児童生徒が学びやすく工夫された教育である．

は特に運動指導面に特化し説明する．

　まず何を行うのかという課題を理解するための工夫として，「課題の明確化」が必要である．何をどのように，どれくらい，いつから等，行う内容を図示化することや時間や場所を明示すること，または理解を促すために他に情報が入りにくい環境を作る，といった工夫が課題の明確化である．次に，たとえばボールを遠くへ投げるための目標となるターゲットをわかりやすくするといった「目標の明確化」が必要である．そのうえで，たとえば投げたボールがゴールを通過すると下に落ちてくることや，シュートの結果を明確にするためにゴール下に袋をおく，といった「結果の明確化」が必要である．

　このすべてをとおして最終的に運動課題が達成されることが重要であり，成功体験で終わることが「次もやってみよう」「もっとやりたい」という意欲を引き出す．そして達成されたことを視覚的にわかるよう，たとえばシールを貼ることやマークを付けるなど，記録をすることも構造化の一つである．

　このような構造化を基本に授業づくりを行うことや，配慮が必要な子ども達のスポーツ指導に当たることが，ユニバーサルデザインに配慮した体育・スポーツの指導の第一歩である．

4）課題設定の3原則

　まずはじめに，さまざまな運動に苦手意識やできないという思いをもつ子どもに対しては，これまでの様子やアセスメント結果などをもとに今「確実にできる」課題を用意することが大切である．特に運動意欲が下がっている子どもや失敗が多くなっているときは，できる課題を「サッ」と用意し，自信を持ち直すことができるように課題を設定したい．

　次に「確実にできる」課題をもとに，少し手伝えば，少し頑張ればできそうな，「頑張ればできる」課題を用意することである．特に少しできなくても繰り返し行うということはチャレンジ意欲があるときであり，スキルアップをはかるうえで重要なタイミングである．この運動意欲が高まっている段階で行うことは，もっとやってみたいという意欲を刺激し，自信と動機を高めることにつながる．

　最後に大切なことは，「今はできない」課題を指導者が理解をしておくことである．「確実にできる」課題や「頑張ればできる」課題を設定し，本人が意欲的に取り組み，課題がクリアされていくと，知らず知らずのうちに，課題が本人にとって難しく，能力的にも「できない」レベルの課題を設定してしまうことがある．

　このできないことの繰り返しは望ましくない．本人の意欲を減退させるだけでなく，できていたことができなくなることにもつながる可能性がある．そこで教師や指導者は常に課題をモニターし，その課題は本当に今の段階で「できる」課題かどうかを見極めて設定する必要がある．

5）スモール・ステップ

スモール・ステップとは，通常，障害のある子どもでなくても，運動スキルがなかなか獲得しにくい状態にある子どもに対して，課題を段階的に細分化するなどして，小さな成功を積み重ねるための方法の1つである．

専門的な体育学やコーチング学，また適切なコーチから学んだ指導者の多くは比較的なじみのある指導方法であり，スモール・ステップには目標のスモール・ステップ，道具のスモール・ステップなどが考えられる．

これらのスモール・ステップは，ここまで紹介したアセスメントに始まりアダプテッド・スポーツに基づく授業づくりや指導のなかで重要な役割を果たすのである．指導や授業を創るという実践は，すべて教師・指導者の姿勢にかかっていると考えてよい．

3．配慮が必要な児童生徒の具体的な指導

ここまでの内容を活かして学齢期の子どもに対して授業を行う場合を具体的に考えてみたい．

まず授業計画を示すためにホワイトボードを用い学習の目標やめあてを提示することである．さらに授業内容の難易に併せて，課題が準備してあるといった工夫も考えることが必要である．他にも誰もができる課題から，チャレンジ技，さらには回数を重ねることや連続技など，1人ひとりが取り組みやすく，かつ発展性が多様にある課題を準備するという工夫は，障害の有無にかかわらず，体育の授業を創るうえで考えなければならない．これが構造化，または課題設定の段階として教師や指導者がまず心掛けることである．

次に個の指導に応じた工夫を考える．「特別な支援を必要とする生徒」は子どもの減少と反比例し増加していることをもとに，通常学級で応じる場合を考えてみる．たとえば力の調節に困難さがみられる場合，周囲への力の伝わり方の理解に難しさがあることから，グリーンやイエローなどの目安となるカードを用いた支援の準備や約束をすることが大切である（図7）．運動に不器用さがあり動きがわからず戸惑う場合は，あれこれと考えすぎないようにテンポよく活動を展開し，1つの戸惑いに固執しない雰囲気を作ることが求められる．こういった「子ども達の関係性」に配慮した指導が必要になる．

もう1つの方向は，個人の障害の特徴や特性，困難さに応じることである．たとえば**一斉指導**☆7中に，音や対人関係でパニックを起こした場合に落ち着く場所（安全地帯）の用意は，不安のある子どもが安心して活動に取り組む指導・支援の工夫となる．

☆7 一斉指導：教員や指導者が1人で大人数（学校では学級）に対して授業や指導を行うこと指している．一斉授業，一斉教授，一斉学習ということもある．「個別指導」と対義の意味で使用されることもある．

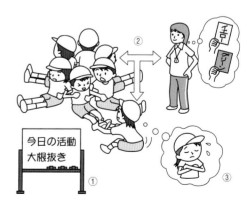

図7 構造化のイメージ（内田，2017，pp57-58）

> 体育・保健体育における資質・能力の育成並びに体育・保健体育の目標の実現を目指し，障がいの有無にかかわらず，児童生徒の十分な学びが実現できるようにすることが必要．

課題
- 体育活動による事故を恐れるがあまり，十分な活動（学習）の機会を与えていないのではないか
- 他の児童生徒との円滑な関係を構築するための指導が十分にされていないのではないか
- 安易な学習内容の変更や学習活動の代替えになっていないか

改善の方向性
○体育・保健体育の学習の過程において考えられる困難さごとに例を示す．
⇒学習の過程で考えられる［困難さの状態］に対する［配慮の意図］＋［手立て］の例を示す．
例：複雑な動きをしたり，バランスをとったりすることに困難がある場合には，極度の不器用さや動きを組み立てることに苦手さがあることが考えられることから，動きを細分化して指導したり，適切に動きを補助しながら行うなどの配慮をする．

図8　体育・保健体育における必要な支援

このような「困難さ」に対する配慮が新しい学習指導要領には多く示されている（図8）．障害のある児童生徒が，排除されることなく活動できる学齢期の体育・スポーツ活動の実施が，国レベルでも求められているのである．

4．また「やりたい」と思わせる指導

良い指導や授業の終了後には，子ども達から「またやりたい」「次はいつ？」といった言葉が聞こえてくる．この「またやりたい」という気持ちは，子どもに「わかった」「できた」という気持ちがあることや，自分を受け入れてもらっているという実感があることが基になっている．この実感が頑張ればできる課題にチャレンジさせ，課題や先生の指示をわかろうと努力する原動力になる．「やりたい」という気持ちは，それぞれの指導がかみ合い，子どもの気持ちに働きかけた相乗効果の結果である．そのために，運動結果に対してのフィードバック[8]は，非常に重要な要素となる．

すなわち，運動の結果をどのように褒めるかということで「またやりたい」という気持ちをさらに強めるのである．そこで，Kurtz（2012）がまとめた褒め方は表1の4つの原則として整理される．

またもう1つは，私たち指導者がもつ「スポーツのイメージ」を広げていくことが大切となる．今日のスポーツ活動場面に支配的な「勝敗」の価値観にとどまらず，たとえばチームワークの面白さや個々のレベルで挑戦することの楽しさ，さまざまな感覚（走って風を感じる）を得るなど，多様な運動・

[8] フィードバック：本来は出力した一部を入力側に戻す制御工学から派生した言葉である．教育では，たとえば教師の行った授業を受けて，児童生徒が発揮した学習成果に対してよりよい状態へ導くため，何らかのコメントや指示を戻すことを指している．

表1　褒め方の4原則

原則1　即時的（反応）
　　よい行動がみられたときはすぐにその場で褒める．

原則2　受容的（態度）
　　相手が褒められていると感じられるような態度を意識する．たとえば，視線やからだの向き，表情，声の調子，褒め言葉のバリエーションなど．

原則3　具体的（箇所）
　　具体的なものとは，見えて聞こえて数えられるもの，または指導者と子どもが胸痛に確認できるものであることが望ましい．

原則4　無条件
　　〇〇だったからとか，〇〇したらなど，批判や命令などの条件を加えず，そのこと自体に対して褒める．

（Kurtz, 2012, pp54-126より作表）

スポーツの楽しさを感じられる指導を加えることで，障害のある子どもの運動機会は広がり，逆に工夫や教材研究がなければ，子ども達の可能性を狭めることにもつながることを忘れてはならない．

おわりに

　障害のある子どもにとっては，幼児期と学童期は生涯を通じてもっとも効果的にからだを動かすこと，そしてその楽しさを得ることができる期間であり，その意味は特別である．なぜなら体育・スポーツの経験が限定的な障害のある子どもにとって，その経験が学齢期を過ぎた後，何十年も続く人生の礎になる可能性が高いからである．どこかで体育やスポーツに「いやだな」「苦手だな」という気持ちがあっても，よい出会いは過去の記憶をよい形で修正することが多くなる．

　私たちの後に続く子ども達に，体育やスポーツに存在意義がわからないといわせることは，私たち自身の存在が問われることと同じである．理不尽な経験をし体育・スポーツに疑問を感じる子ども，そして大人となっている人は少なくない．逆に疑問を感じずに体育・スポーツの価値を一面的にとらえ強調している大人も無視できない．配慮が必要な子ども達は，この「おかしさ」に対して，自身の存在を通して示してくれていると私は考えている．そしてこの講座を通して学んだ内容が子どもの未来へとつながり，「できた」「わかった」「もっとやりたい」という声が，障害の有無に関係なく聞こえてくる社会につながってもらいたい．そのためにも傍らにいる配慮が必要な子どもに目を向けることである．そして障害のある児童生徒，障害のある人たちの存在をかけがえのない存在とする視点を獲得し，社会を見つめ直すことができてもらいたいと願っている．

文　献

Csikszentmihalyi M（1975）Beyond Boredom and Anxiety: Experiencing Flow in Work and Play. Jossey-Bass Publishers.

後藤邦夫編（2016）特別支援教育時代の体育・スポーツ－動きを引き出す教材80－．大修館書店．

Henderson SE, Sugden DA, Barnett A（2007）Movement Assessment Battery for Children 2nd Edition（Movement ABC-2）. Pearson Education.

近藤充夫（1995）幼児のこころと運動－その発達と指導－．教育出版．

厚生労働省（2002）国際生活機能分類－国際障害分類改訂版－（日本語版）．（http://www.mhlw.go.jp/houdou/2002/08/h0805-1.html，参照日：2018年3月1日）

Kurtz LA著，七木田敦，増田貴人，澤江幸則監訳（2012）不器用さのある発達障害の子どもたち　運動スキルの支援のためのガイドブック－自閉症スペクトラム障害・注意欠陥多動性障害・発達性協調運動障害を中心に－．東京書籍．

松原　豊編著（2014）発達が気になる子の運動あそび88－子どもに合わせて楽しく続けられる！－．学研教育出版．

澤江幸則，川田　学，鈴木智子編（2014）＜身体＞に関する発達支援のユニバーサルデザイン．金子書房．

高橋健夫編著（2007）体育授業を観察評価する－授業改善のためのオーセンティック・アセスメント－．明和出版．

高橋健夫，岡出美則，友添秀則，岩田　靖編著（2011）新版　体育科教育学入門．大修館書店．

徳田克己監修，西館有沙，澤江幸則編著（2013）気になる子の保育のための運動あそび・感覚あそび－その具体的な指導法－．チャイルド本社．

内田匡輔（2015）子どものためのアダプテッド・スポーツ．子どもと発育発達，13：25-30．

内田匡輔（2017）発達障害のある子とつくる体育授業－指導と支援－．楽しい体育の授業，30（7）：57-58．

Ulrich D（2000）Test of Gross Motor Development 2（TGMD-2）. Therapro.

矢部京之助（2010）体育学会とのかかわり－アダプテッド・スポーツの提唱－，pp265-266．日本体育学会編，日本体育学会60年記念誌．日本体育学会．

7章 幼少年期の動作の発達

　幼少年期の子ども達には，さまざまな遊びを通して自身のからだを動かしながら動きを身に付けていくことが重要である．からだの成長とともに運動経験を重ねることで多くの動きを獲得し，幼児期の数年間という短い期間にもその動きは大きく変化し習熟していく．この頃に身につけた動きは，その後のスポーツや日常生活におけるさまざまな活動を円滑に行うための基盤となる．したがってこの時期には，1つの種目や特定の運動に偏ることなく多様な動きを含んだ運動を経験していくことが大切である．保育者，指導者はこういった幼少年期の特徴を理解したうえで実践場面に応用，展開できるよう知識を深めていくことが求められる．また，指導に際しては，発育の個人差が大きいことを十分に認識しておく必要があり，課題の成否や記録にこだわりすぎず，個々の子どもがどのように動いているかをよくみることが大切であり，運動遊びの場面や日常活動のなかで子ども達の動きを観察し，それを評価できる目をもつことが必要である．これらのことを踏まえて，子ども達の発達段階に応じた，効果的で適切な運動指導ができるよう，動きの発達に関する知識を習得することをねらいとする．

1. 動きの始まり：姿勢制御から歩行へ

　幼少年期の子どもは，遊びや学びを含めた日常生活のあらゆる場面において，自身の成長とともに多くの動きを身につけていく．日々新たな動きを獲得しその数を増すとともに，それから派生するさらなる動きへとパターンを拡げ，それをもとにさまざまな運動の遂行が可能になっていく．

　生物的に未熟な形で生まれてきたヒト（Portmann[☆1]）の，生後1年余りの間にみられる姿勢や移動運動の変容は著しく，ほとんど動けない状態から立ち上がって歩みを始めるまでに急速に変化していく（図1）．これらの劇的な変化は，生後の神経系機能の著しい発達によって導かれるものであり，その変化の順序性や普遍性[☆2]には個人による違いはほとんどみられない．新生児の動きは，手足の無目的な動きと，外界への接触や四肢や体幹が受動的に動かされたときに生じるさまざまな反射によって起こる運動から構成されており，乳幼児期までにみられる特有の反射運動の消長が神経系の働きを知る手がかりになる．このように月齢が進むにつれて，寝返り，おすわり，はいはい，つかまり立ちを経て，1年余りで二足歩行が可能となる過程も，生得的に備わった反射機構という土台の上に学習が繰り返されることで動きとして獲得され，さらに巧みに行われていくようになる．

　1歳頃に獲得された「歩行」もその後経験するなかで，全身のバランスを保持する能力は高まり動きの様子は徐々に変容していく．その後平地での歩

☆1 Portmann A：生物学者．著書「人間はどこまで動物か」（岩波書店，1961，高木正孝訳）のなかで，人間は生理学的早産の状態で生まれてくると述べ，人間の赤ちゃんは未熟な状態で生まれてくるがゆえに成熟すべき部分を多く残していると説明している．

☆2 順序性と普遍性：乳幼児期の運動発達は中枢神経系の成熟と関連している．したがってどのような運動が出現するようになるか，またそれらが出現する順序は，誰もがほとんど同様の変化を示す．

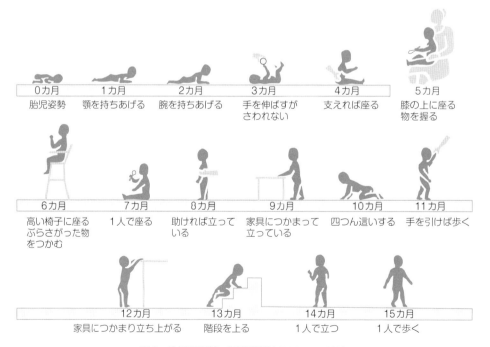

図1　乳児の姿勢・運動発達（Shirley，1963）

行が安定してくると，3歳頃までに，小さな障害物を乗り越える，階段の昇り降りをするなど，環境に応じたより複雑な歩行が行えるようになり，それに伴い1人でとり得る行動範囲は急速に拡大していく．

さらに主運動に対して付随的な動きが出現したり，外乱などによる姿勢の乱れに対処するために，身体各部位の位置関係の調節や，体幹の安定性の保持などの制御機能が整えられてくる．神経系の発達に基づくこのような姿勢制御機能は，さまざまな運動スキルを可能にする役割を果たす．そして7〜8歳頃までに成人と同レベルの調節ができるようになるといわれるが，その過程にある幼児期は神経システムの構築の面でも変化が大きく重要な時期である．

2．感覚−運動系の神経調節

生後から幼少年期を通じて，脳・神経系機能は他の機能に先んじて著しい発達的変化を示すが，運動の実行を司る器官である脳・神経系の発達は，幼少年期の子どもの運動獲得やその習熟に強く関与する．脳内の神経システムは，受動的，能動的あらゆる刺激に対して適応的に，そして可塑的に変化し発達していく．発達の過程において脳内の神経細胞やその回路はすべての刺激に適応しながら一時的に過剰に生成され，次第により合理的，効率的に動けるような神経回路システムへと剪定され整えられていく☆3．

姿勢変化や移動運動などの全身を動かす粗大運動の発達の一方で，上肢の動きを中心とした微細運動は，物に手をのばしたり，つかんだりするなどして道具を使用できるようになることでその発達が観察される．1歳前の乳児におけるリーチおよび把握動作の変容をみても，知覚，認知系の発達とともに手の動作は環境や刺激に応じて変わっていき，目に入った対象物に手をのばすことから始まり，接触し，形状にかまわず手全体でつかむことから，次第に指の役割を分化させて必要に応じた手指の動作へと変容していく（図2）．

またCratty☆4は，乳幼児期の発達様相について，知覚（perceptual），認知（cognitive），運動（motor），言語（verbal）の各機能が相互に関連しあい，成熟するにつれてそれらが有機的に結びついていくと説明している．たとえば動く物を目で追うという視覚的能力は，それに向かって手を延ばして触るあるいはつかむという運動へつながっていくというように，それぞれのかかわりが基盤となりさらに多様な機能の連結が形成され，受動的な刺激に対する応答のみならず，自ら発する多様な動

☆3 運動実施の回路：自ら発した運動が刺激となり感覚系フィードバックを通して運動回路の構築，強化がくりかえされ，効率よく動けるようになる．

☆4 Cratty BJ：運動を知覚，言語，認知能力との形成を援助するものと位置づけた．教育実践においては，記憶や言語コミュニケーションなどの知的能力や学習能力の促進のためのムーブメント活動の実施を推奨した（Cratty，1986，pp1-27）．

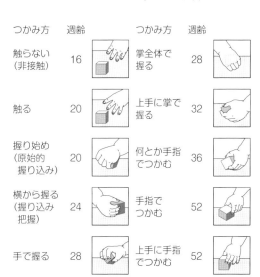

図2 乳児の把握動作の発達的変容（1インチの積木を握る）（Haywoodら，2012，p185）

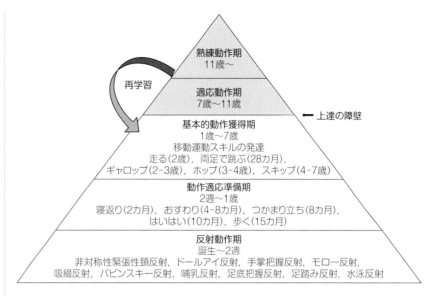

図3　運動発達の段階（ClarkとMetcalfe，2002より引用改変）

きの遂行がまた刺激となり統合されていくという重要な意味をもつ．

　発育期の系列的な運動発達について，さまざまな動作の獲得と習熟が反射や原始的な動きを始まりとして，環境に適応しながら段階的に進んでいく様子を図3に示した．将来的にスポーツや日常生活につながる動作の基礎となるからだの動きを，発達段階に応じて幼少年期から身につけておく必要がある．神経機能の発達が著しくさまざまな刺激に対する反応や適応性が高い幼少年期だからこそ，多様な動きを経験できる環境を整えることは重要である．運動経験の不足や極端な偏りよる弊害を避け，運動学習のつまずきや上達の障壁[☆5]に出会わないようにすることが望ましい．

3．基本的動作の発達：よい動きを身につける

　「よい動き」とは何か．状況に応じてその判断もさまざまであるが，ここでは目的に適った必要な動きを思ったように実行できることをもって「よい動き」と定めてみよう．そうすると，よい動きをするには，目標を定め適切な動きの命令を送る神経系とそれに応じて動くことのできるからだが備わっている必要がある．

　今日，発育期にある子ども達の動きは総じて未熟であることが指摘されている．子どもの体力・運動能力が低下の傾向をみせ始めたのはすでに30年以上前にさかのぼる．学齢期の子ども達については，全国的な統一調査の結果（スポーツ庁，「**体力・運動能力調査**」[☆6]）からも明らかにされているように，1980年代以降20年以上にわたって長期間の低下傾向がみられ，近年で

☆5　**上達の障壁**：幼児期の運動経験が不十分で動きが不器用なままに就学すると，小学校での新たな運動の成就には困難を伴い壁にぶつかってしまうことが多くみられる．またそのことで友だちとの運動遊びや活動から疎外されてしまいがちになる可能性を含む．

☆6　**体力・運動能力調査**：就学以降の国民の体力・運動能力の現状を明らかにするために1964年以降，毎年実施されているスポーツ庁（2015年以前は文部科学省）による全国的な調査．ただし幼児を対象とした全国統一の調査は行われていない．

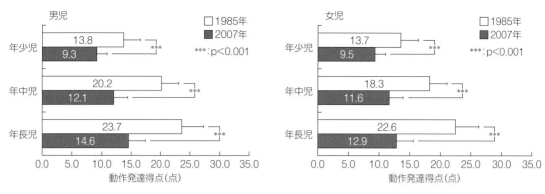

図4　1985年と2007年との動作発達得点の変化（中村ら，2011）

も未だ低い水準にとどまっているのが現状である．この傾向は幼児についても同様だと指摘されており，過去30～40年にわたる基本的な運動能力の変化についての調査結果（穐丸，2003；杉原ら，2007）においても，就学児と同様に1980年代からその能力の低下が明確に認められている．

またタイムや距離などのように測った量として示される結果だけでなく，どのように動いているかという「動きの質」をとらえることも大切である．量的な結果はからだの大きさ，成熟度に依存することが少なくない．したがって記録に表れない動きそのものの良し悪しを評価することが重要である．そのためには子ども達の動作を直接観察することが必要となる．中村ら（2011）は，幼児の基本的動作7項目（25m走，立ち幅跳び，投球，捕球，まりつき，前転，平均台上移動）について動作パターンを観察することによってできばえを段階的に評価し得点化している．1985年と2007年の動作発達得点を比較したところ，男女ともに2007年の得点が著しく低く，2007年の年長児は1985年の年少児と同等レベルのできばえであったことが示されている（図4）．すなわち現在の子ども達においては，よい動きが十分身についているとはいえない現状がある．

このような基本的な動作はどのように発達するのだろうか．動きを観察して評価するという視点からとらえてみよう．

1）走る：移動運動

走る動作は歩く動作の延長としてとらえられ，両脚の非支持期がみられるその原初的な形態は1歳半頃から出現する．その後移動の機会も増え環境に適応しながら，幼児期には基本的な動作の1つとしてその原型が習得されていく．幼児の日常生活や遊びの場面では，ある地点から次の目標地点へと向かう場合のほとんどは走りであり，最も多くみられる動作様式である．走動作の習熟過程をたどると，6歳頃までにスポーツ運動の基本形態の1つとしての走運動の粗形態を獲得し，幼児期は走動作そのものが初期の未熟型から

急激に変容していく期間である．歩幅が広がり，速く安定した走りを導く効率のよい脚の動きがみられるようになり，それに応じて疾走速度は増大する（図5）．

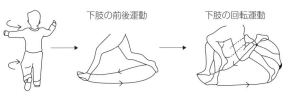

図5　走動作の変容：2歳児と6歳児の比較 (宮丸, 1995)

2) 跳ぶ：立ち幅跳び

跳ぶ動作は，片足あるいは両足で踏み切って全身を空中に放り出し，再び片足あるいは両足で着地するという運動スキルであり，およそ2歳を過ぎた頃からできるようになる．跳ぶ動作には，平衡を保つことと推進する力が関与し，うまくバランスをとりつつ，目的に合った方向へからだを運ぶためには，たくみなからだの調整機能が必要になる．立ち幅跳びでは準備姿勢から離地に合わせて腕をタイミングよく振り出し，全身で勢いよく前方へ跳び出すことによって跳躍距離は増大する．また遠くへ跳ぶ，助走をつけて跳ぶ，飛び乗る，飛び下りるなどさまざまな様式の跳ぶ動作には，身体的条件だけでなく，勇気や自信などの心理的要素もその成否にかかわってくる可能性がある．

3) 投げる

投動作（オーバーハンドスロー）は，学習によって身につくヒトに固有の動作である．片手のオーバーハンドスローの初歩の形態は2歳前後からみられ，6歳を過ぎればある程度の全身を使ったバランスのよい動作が獲得できる．しかしながら走，跳のような系統発生的な動作とは異なり，年齢にかかわらず個人差は大きい．図6は，乳幼児の投動作を特徴ある動作パターンに分類して示したものである．脚の動きがなく支持面が固定され，肘の前下方への伸展による投射（パターン1）から，肩を中心とした動きとなり（パターン2），腕や肩の水平面での動きが加わり（パターン3），腕や上体が後方へ引かれ，投げ手と同側のステップとともに投射されるようになり（パターン4），腕，上体，腰を投げ腕側へひねり，肩，上体，腰の回転，反対足のステップを伴う成熟型へ（パターン5，6），というように動作のパターンは変容することが示されている．年齢が上がるにつれてパターン1からパターン6へと動作は向上的に変化していく傾向にあるが，それぞれのパターンを獲得する年齢には大きな個人差がみられ，性差も大きいことがわかる．これらの差は，経験の差，すなわち日常の遊びや活動内容の違いが影響しているものと考えられる．一方で経験量に左右される動作であるがゆえに，練習による動作の改善の可能性も高く，特に5～6歳頃の練習効果が大きいことが指摘されている．

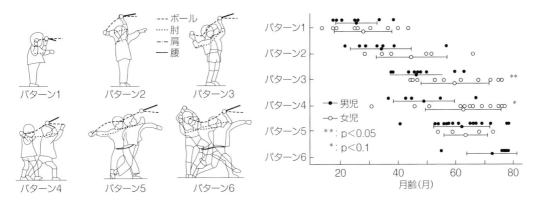

図6 発達に伴う6つの投動作パターンとその出現月齢 (宮丸と平木場, 1982)

4) リズミカルな動作

幼少年期の子ども達の日常活動には全身を使ったリズミカルな動作も多くみることができる．それらの多くはスキップやギャロップ☆7 など移動運動のバリエーションとして位置づけられる．表1にはリズミカルな動作について，おおよその獲得年齢を示した．リズムにつながる全身のはずみ運動は3歳頃にできるようになる．全体としてホップ系のリズミカルな動作は，4歳頃に基本的な形が身につき始め，6歳頃までにほぼ完成されるといわれる．これらのなかにはある程度獲得の順序性があるものの，獲得には個人差も大きく，性差もみられる．またこの時期のトレーナビリティが高いことも指摘されている．

表1 リズミカルな動作の獲得年齢

動作様式とレベル		おおよその獲得年齢
片足立ち		2.5歳
両足でのはずみ運動		2〜3歳
両足でのその場跳び		1.5〜3歳
片足跳び (ホップ, ケンケン)	初歩的	3〜4歳
	連続して	4〜5歳
	リズミカルな交互操作	6歳
ギャロップ	初歩的	4歳
	上手にできる	6歳
スキップ	初歩的	4〜5歳
	上手にできる	6歳

(Gesell, Gallahue, Burton, Cratty, 津守などより作表)

4．動作の多様化と洗練化

一般に日常生活における子どもの動作は多様である．特にさまざまな動作を獲得していく過程にある幼児期には多くの動きが観察される．表2は，幼稚園などにおける遊びや運動のカリキュラムからそれらに含まれる動作を抽出し，それらの動作をカテゴリーに分類して整理したものである．すなわち，幼児期の大半の子どもが行っていると考えられる動作として選び出されたものである．子ども達はさまざまな場面で多くの動きを経験することによってできるようになる動作の種類が増えていき（動作の獲得，多様化），それらを繰り返し行うことによって動作が上手くなっていく（動作の習熟，洗練化）．

これらのさまざまな動作は，幼稚園などにおける**一斉活動**☆8 や自由遊び時に観察されるものであるが，特に個人の好みや意志による活動が主体であ

☆7 ギャロップ：基本的なジャンプ系移動運動の1つ．左右非対称の動きで，片側リードでステップして踏み切り，前方にジャンプし反対側を送り足で追随させ前進する．

☆8 一斉活動と自由活動：保育活動の形態．一斉活動は子どもの集団全員に対して計画された活動を一斉に行わせて実践する形態であり，自由活動は子どもの自発的な欲求のもとに自主的に行わせる活動形態を指す．

表2 幼児にみられる基本的動作とその分類 (石河ら, 1980)

カテゴリー	動作の内容	個々の動作		
安定性	姿勢変化 平衡動作	たつ・たちあがる かがむ・しゃがむ ねる・ねころぶ まわる ころがる	さかだちする おきる・おきあがる つみかさなる・くむ のる のりまわす	わたる あるきわたる ぶらさがる うく
移動系	上下動作	のぼる あがる・とびのる とびつく	とびあがる はいのぼる・よじのぼる おりる	とびおりる すべりおりる とびこす
	水平動作	はう およぐ あるく ふむ	すべる はしる・かける・かけっこする スキップ・ホップする 2ステップ・わるつする	ギャロップする おう・おいかける とぶ
	回転動作	かわす かくれる くぐる・くぐりぬける	もぐる にげる・にげまわる とまる	はいる・はいりこむ
操作系	荷重動作	かつぐ ささえる はこぶ・はこびいれる もつ・もちあげる・もちかえる あげる	うごかす こぐ おこす・ひっぱりおこす おす・おしだす おさえる・おさえつける	つきおとす なげおとす おぶう・おぶさる
	脱荷重動作	おろす・かかえておろす うかべる	おりる もたれる	もたれかかる
	捕捉動作	つかむ・つかまえる とめる あてる・なげあてる・ぶつける いれる・なげいれる	うける うけとめる わたす ふる・ふりまわす	まわす つむ・つみあげる ころがす ほる
	攻撃的動作	たたく つく うつ・うちあげる・うちとばす わる なげる・なげあげる	くずす ける・けりとばす たおす・おしたおす しばる・しばりつける あたる・ぶつかる	ひく・ひっぱる ふりおとす すもうをとる

る自由遊び中にはその個人差が少なからず表れることが予想される．著者らの調査では，運動能力が高い幼児は低い幼児に比べて自由遊び中に出現する動作の種類が多い傾向がみられた．たとえば運動能力の高い子どもは，遊び始めに園庭内を探索する際にも，移動の途中に雲梯をわたり，鉄棒に立ち寄ってぶらさがり，太い丸太に飛び乗ってわたり歩くなどのいわば非目的的な行動を伴うが，そのなかにも多くの運動パターンが含まれる．一方で運動能力の低い子どもは遊び始めの探索活動は少なく，あってもぶらぶらと歩くことが中心で，活動性，多様性の低い活動であることが多い．保育施設内にある**固定大型遊具**[☆9]は子ども達の動きを引き出す重要な存在であるが，同じ場に居てもその使用には個人差がみられる．経験することや繰り返し行うことによって動作が獲得され習熟していくことを前提とすれば，日常における活動の総体がその子どもの身体能力に影響を及ぼすであろうと推察される．

☆9 **固定大型遊具**：保育施設や公園等に設置された大型の遊具．すべり台，雲梯，ジャングルジムなど，あるいはそれらを統合させたもの．これらの使用を通じて子ども達の多様な動きや遊びが誘発される．

多様で豊富な運動経験は子どものよい動きの獲得につながる可能性をもつ．

　自由遊びは，本来子どもの内発的な動機に基づく活動であるから，必ずしも活発な身体運動に限定されるものではない．したがって自由な活動の場で子ども達の活動の様子，あるいは遊びや運動の嗜好などをある程度把握しておくこと，また同時に動作の習熟度についてもある程度評価し，見極めておくことも必要であろう．それらの情報は，一斉の活動指導におけるプログラムを工夫するための一助となる．

　動きの未熟さの原因は運動経験や運動量が不十分なことによると考えられるが，その一方で子ども達に運動・スポーツへの参加を促す動機の1つは，動作スキルの高さやそのことの自己認識（できるという自信）であるともいわれる．したがって動作獲得の最中にある幼少年期には，まず遊びなどを通じてさまざまな動きを経験するなかで運動そのものの楽しさを体感し，それが運動への次なる動機となって自然に多くの動きが獲得できるという循環をつくっていく環境が重要だといえる．また獲得しにくい動作や未成熟なままに留まりがちな動作については，特に適切な指導と適度な練習をしていく必要もあるだろう．

　運動場面のみならず日常生活においても，いわゆる生活動作といわれるさまざまな動作が経験によってできるようになり上達していく．幼児期には日常生活のなかで，適応行動という形でさまざまな手先の動きを獲得しその遂行が可能になる．スプーンや箸の操作，ハサミ，鉛筆，などいろいろな用具の使用，あるいはまた服の脱ぎ着，ボタンのかけはずしなど，日常生活行動のなかで自立的スキルを身につけていく．近年はこういった動作の未熟さも指摘されている．谷田貝（2001）によれば，「鉛筆を持つ」「削る」「ひもを結ぶ」「箸を使う」「雑巾を絞る」「生卵を割る」などの生活レベルで基本的な動作のできばえは，10年ほど前からすでに低水準でそれは今日までも変わらず，40～50年前と比べると昔の幼稚園児レベルの動作が6年生になってもほとんどできない状態のものが多いという．さらに，大人でも7割程度の人しかできない動作もたくさんあるといい，親や教師が子どものモデルになりきれない実態も明らかになっている．

　こういった動きは神経系の成熟によるものだけでなく，経験（トレーニング）によって変わりうる．生活上の必要性だけでなく文化としての「正しい」動きの獲得も求められる．社会的な意味も含めた環境への適応を満足するよい動きの獲得を意識すべきであり，教える大人もあらためて自身の動きを見直す必要があるのではないだろうか．

文　献

穐丸武臣（2003）幼児の体格・運動能力の30年間の推移とその問題．子どもと発育発達，1：128-132．

Clark JE and Metcalfe JM（2002）The mountain of motor development: a metaphor, pp163-190. In: Clark JE and Humphrey JH, Eds., Motor Development: Research and Reviews. National Association for Sport and Physical Education.

Cratty BJ（1986）Perceptual and Motor Development in Infants and Children, 3rd Ed. Prentice Hall.

Haywood KM, Roberton MA, Getchell N（2012）Advanced Analysis of Motor Development. Human Kinetics.

石河利寛，栗本閲夫，勝部篤美ほか（1980）幼稚園における体育カリキュラムの作成に関する研究Ⅰ－カリキュラムの基本的な考え方と予備的調査の結果について－．体育科学，8：150-155．

宮丸凱史（1995）成長にともなう走能力の発達-走りはじめから成人まで-．Jpn Journal of Sports Science, 14：427-434．

宮丸凱史，平木場浩二（1982）幼児のボールハンドリング技能における協応性の発達（3）－投動作様式の発達とトレーニング効果－．体育科学，10：114-124．

中村和彦，武長理栄，川路昌寛ほか（2011）観察的評価法による幼児の基本的動作様式の発達．発育発達研究，51：1-18．

Shirley MM（1963）The motor sequence, pp72-82. In: Dennis W, Ed., Readings in Child Psychology. Prentice-Hall.

杉原　隆，近藤充夫，吉田伊津美ほか（2007）1960年代から2000年代に至る幼児の運動能力発達の時代変化．体育の科学，57：69-73．

谷田貝公昭（2001）昔の子ども，今の子ども．体育科教育，49（4）：76-77．

8章 幼少年期の運動遊びの現状と指導上の配慮

　本章では，最初に現代の子ども達の体力や身体活動の実態と遊びの変化に関して学習する．体力・運動能力測定値の低下や身体活動量の減少，遊びが屋外から屋内へ，多様化から画一化へと変化してきたことを適切に理解する．さらに，幼児の体力テストや動きの観察評価などによる運動実践効果の評価法を学習したうえで，幼少年期からの運動遊びの重要性と期待される効果を心身両面および教育的効果の側面から理解する．章の後半では，運動実践の計画と配慮事項を学ぶ．実践の際に指導者，子ども，保護者が準備すべき事柄，計画構築のための考え方，指導者の配慮事項を理解することで，運動実践をより一層充実したものにすることが本章のねらいである．

1. 現代っ子の体力と運動遊びの現状

1) 体力測定値の変化

子ども達の体力測定値は1985年頃をピークに低下し続けてきた．スポーツ庁（文部科学省）が継続的に実施している全国体力・運動能力，運動習慣等調査においても（図1，図2），調査開始以来小学校5年生の体力測定値が低下傾向にあることが示されている．同調査では，近年低下傾向に若干の歯止めがかかり，下げ止まりなどといった表現がみられることもあるが，顕著な改善傾向がみられているわけではなく，依然としてピーク時には遠く及ばない状況である．なかでもソフトボール投げに関しては低下が顕著である．このような実態を受けて文部科学省では，2016年度に示された第2期スポーツ基本計画のなかで，子ども達の体力を1985年頃のピーク水準にまで引き上げることを目標に掲げている．

さらに幼児期のデータにおいても，多くの研究結果より子ども達の体力が大幅に低下していることが示されている．図3はその一例であり，1986年と2009年のデータを比較している．男女ともに走（25m走）・跳（立ち幅跳び）の記録が低下している．幼児においては2010年以降大規模な全国調査

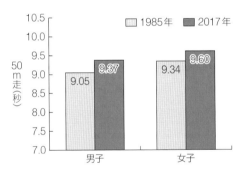

図1　1985年と2017年の5年生の50m走の記録変化（文部科学省「全国体力・運動能力，運動習慣等調査報告書」より作図）

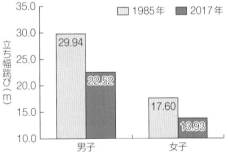

図2　1985年と2017年の5年生の立ち幅跳びの記録変化（文部科学省「全国体力・運動能力，運動習慣等調査報告書」より作図）

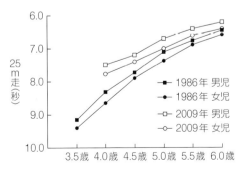
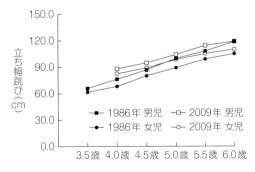

図3　1986年と2009年の幼児の体力測定値の変化（左：25m走，右：立ち幅跳び）

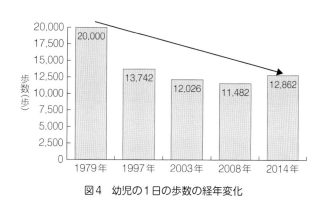

図4 幼児の1日の歩数の経年変化

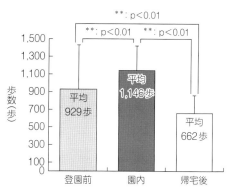

図5 幼児の1日の時間帯別の歩数変化
（中野ら，2010）

データは確認されていないが，著者らが継続的に実施している測定データでは，大幅な回復はみられていない．しかしながら幼児期運動指針☆1等の影響もあり，保育現場で子ども達の体力低下問題を解決することへの機運は高まっており，今後徐々にではあるが改善がみられてくることが期待されている．

2）身体活動量の変化

幼少年期の身体活動量☆2に関しては，これまで1日の歩数を代表値として示されてきた．図4は複数の文献から集めた各年のデータをグラフ化したものである．身体活動量計（歩数計）に関しては機器の大幅な進化もあり，すべてを単純に比較することはできないが，長期的に減少傾向にあることは間違いない．ちなみに2014年の値が若干回復傾向にあるが，これは，著者らが運動促進を実施した市において改善を示したデータを掲載してある．この2014年のデータを園への登園前，園内，帰宅後の1時間あたりの歩数で比較したのが図5である．各時間帯の歩数には有意な差が確認されている．登園はできるだけ歩いてするように促したこともあってか，登園前と園内の差は帰宅後と比較すると大きくはない．しかしながら帰宅後の歩数の低下は顕著であり，保護者への啓発や地域ぐるみで子どもの外遊びの場を確保する活動が今後の重要な課題であると思われる．

さらに図6には活動強度の1時間ごとの変化を示した．上段が平日と週末の比較，下段が歩数の多かった幼児と平均的な幼児との比較である．全体的に週末はメリハリがなく，活動時間帯が1時間程度後ろにずれていることが確認できる．また歩数の多い幼児と平均的な幼児の比較では，帰宅後の活動に明確な違いがあり，歩数の多い幼児のほうが早く就寝していることが読み取れる．このように現代の幼児においては，生活や活動のリズムとが密接に関連しながら活動量が低下していると考えられる．またここではデータは

☆1 幼児期運動指針：2012年に文部科学省より発行され，全国すべての幼稚園・保育所に配布された．指針作成に先立ち実施された「体力向上の基礎を培うための幼児期における実践活動の在り方に関する調査研究」の成果をもとに作成されている．

☆2 身体活動量：日常生活や運動に伴う活動のことを指し，消費エネルギーなどで示されることもある．幼児期では測定の妥当性などの問題から，歩数を身体活動量の代表値として使用することが多い．

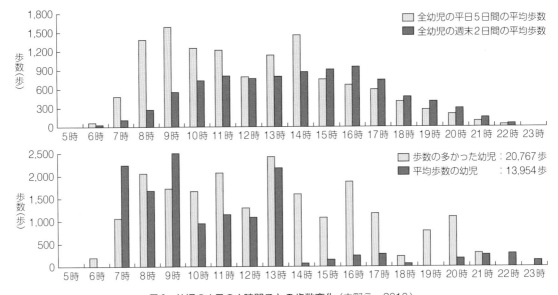

図6 幼児の1日の1時間ごとの歩数変化（中野ら，2010）
（上段：平日と週末の歩数の比較，下段：歩数の多い幼児と平均的な歩数の比較）

表1 幼児・児童のゲーム所有状況と平均実施時間

学年	ゲームを持っている	ゲームを持っていない	平均所有台数	平日平均実施時間
年少	31.0%	69.0%	—	0：30
年中	51.0%	49.0%	—	0：47
年長	64.8%	35.2%	—	0：47
2年生	88.8%	11.2%	1.55	0：43
4年生	98.3%	1.7%	1.93	0：59
6年生	95.8%	4.2%	2.18	1：05
全体	69.8%	30.2%	0.85	0：52

示していないが，身体活動量が多い幼児のほうが体力測定値の結果が良好であることも周知の事実である．

3）遊びの変化

現在の子ども達の遊びは質的にも量的にも以前とは変化している．運動遊びといった面での量的な変化は，前述の身体活動量の結果などからも容易に推察できる．一方で質的にも大きな変化がみられる．

簡潔に述べるならば，屋外から屋内へ，多様化から画一化へと変化した．この点は1996年の環境白書のなかですでに明記されている．自然や動物，植物と触れ合うことを中心とした外での遊びが中心だった時代から，テレビゲームなどの室内遊びが中心の時代に変化し，現在の子ども達の遊び1位は男女ともにテレビゲームとなった．実際にわれわれが行った調査でも，小学校2年生で9割弱，小学校4年生では98%以上がゲームを所有している実態が明らかになった（表1）．またゲーム所有率の増加に反比例して外遊びの実施率は低下していくこともわかっている．この結果，現代の子ども達が外で遊ぶ時間は屋内で遊ぶ時間の4分の1程度になっているといわれている．

これらの背景にはいわゆる三間（時間・空間・仲間）の減少があげられる．今の子ども達は習い事などが忙しく，学校や園が終わった後に外で遊ぶ時間

が減少している．また**核家族**☆3化や少子化も影響し，一緒に遊ぶ仲間の数も減少している．さらには，安全に遊べる空間も減少している．遊び空間の代表である公園自体は多くあるが，安全面や周辺環境への配慮から子ども達が自由に運動をできる空間としての機能は低下している．また以前は子ども達の遊び空間であった道路や駐車場も，現在では遊び場としての地位を完全に失ってしまっている．いずれも大人の都合が優先された結果といわざるを得ない．

2．運動実践の評価：体力テストと動きの観察評価

1）幼児の体力テスト

児童では，文部科学省の**新体力テスト**☆4が有名である．一方幼児の体力テストに関してはまだ一般的ではなく，実施すること自体が難しいのでは，という考えもあるように思う．しかしながら幼児でも実施可能な体力テストはいくつか提案されている．代表的なテスト項目としては，握力，長座体前屈，立ち幅跳び，ソフトボール投げ，25 m走など，新体力テストとほぼ同じ方法で実施できるものに加えて，体支持持続時間，1本線を用いた反復横跳び，両足連続跳び越し，捕球などの項目が提案されている．詳細な実施方法は他の専門書を参考にして欲しいと思うが，**表2**にこれらの項目を組み合わせて構成した組テストの事例を示す．これらの項目には，それぞれに大規模調査による基準値も学術論文やホームページなどで紹介されている．これらを参考にしながら，子ども達の運動実践の成果を適宜評価し，保育者や保護者ともその成果を共有しながら，実践活動を展開していくべきである．ただし，この時期の体力発達は個人差も大きいため，個人内の変化を評価することを中心とすべきであり，過剰に測定値を高めることばかりに意識がいくことには注意が必要である．

2）動きの観察評価

運動動作に関する詳細な説明は7章に譲るが，以前に比べるとさまざまな運動動作の獲得が平均で3〜5年遅くなってきているといわれている．そこで運動実践の際には体力テストの測定値だけではなく，運動動作にも注視する必要がある．体力テストが量的な評価であるのに対して，動作の**観察評価**☆5は質的な評価である．

体力測定値はからだの発育の影響も大きいが，運動動作に関しては幼少年期から質を高めておくことでからだの発育に伴って今後，記録の向上によい影響を及

☆3 **核家族**：夫婦と未婚の子ども，夫婦のみ，父親母親のどちらかと未婚の子どものいずれかで構成される家族形態．一般に二世帯以上が同居し多人数で構成される家族形態の反対語として使用されることが多い．

☆4 **新体力テスト**：2000年に国民1人ひとりが自らの健康・体力を把握することを目的として文部科学省より提案された．握力，長座体前屈，上体起こしをすべての世代で実施するようにするなど，すべての世代において共通に体力の把握ができるように提案されている．

☆5 **観察評価**：基本的な運動動作について動画などを用いて質的に評価をする方法．さまざまな評価基準が提案されており，幼少年期では量的な評価である体力テストに加えて，動作を質的に評価することも重要と考えられている．量的評価に比べて専門性を要するため，複数の評価者による評価が望ましい．

表2　幼児を対象とした主な組テスト (村瀬ら，2011)

春日	7項目	握力，25m走，体支持持続時間，長座体前屈，ソフトボール投げ，立ち幅跳び，反復横跳び（1本ライン）
杉原ら	6項目	25m走，ソフトボール投げ，立ち幅跳び，両足連続跳び越し，体支持持続時間，捕球
穐丸ら	10項目	20m走，立ち幅跳び，テニスボール投げ，反復横跳び（1本ライン），ケンケン跳び，縄跳び，懸垂，片足立ち，ボールつき，跳び越しくぐり
村瀬ら	10項目	立ち幅跳び，体支持持続時間，円周片足連続跳び，長座体前屈，伏臥上体そらし，テニスボール投げ，20m走，棒上片足立ち，握力，反復横跳び
西山ら	5項目	25m走，立ち幅跳び，テニスボール投げ，両足連続跳び越し，後方両手両足走

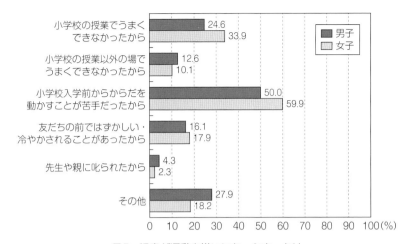

図7　児童が運動を嫌いになったきっかけ
(文部科学省「平成26年度全国体力・運動能力，運動習慣等調査報告書」)

ぼしてくれることが期待できる．評価基準に関しては7章に投動作の発達パターンが示されている．走動作や跳動作についても質的な観察評価の基準が提案されており，取り組みへの活用が推奨される．

3．運動遊び促進の重要性とその効果

　幼少年期に運動をすることは単に体力向上ということだけではなく，さまざまな教育的側面や社会性の育み，健全な発育発達のためにも欠かすことはできない．特にこの頃に多くの運動動作を経験することは，将来の運動能力の基礎を培うとともに，運動への志向性を高めることにつながる．近年では，小学校入学前から運動への苦手意識や嫌いという意識をもつ幼児も少なくなく（図7），少しでも早い段階からからだを動かすことの楽しさを理解させることで，達成感や有能感を育んでいくことが重要である．

　幼少年期における運動の効果にもさまざまなものがある．もちろん体力・運動能力の測定値への効果は大きく，記録が向上することは子ども達の意欲向上にもつながる．一方で心の面や社会性，さらには脳科学の分野などからも運動の効果が期待されている．近年では子ども達の認知的能力や，非認知的能力への効果も示されてきている．以下，体力・運動能力を中心とした側面と社会性や非認知的能力などの体力・運動能力以外の面での効果について示す．

1）体力・運動能力を中心とした効果：健全なからだの発育発達と良好な生活習慣形成

　運動を通した身体諸機能の発達促進は，生涯にわたる健康的で活動的な生活習慣の形成にも役立つと考えられる．運動への志向性を高め，生涯におい

て活動的な生活習慣を送ることは，肥満防止や高血圧，脂質代謝異常などの血液成分の改善にも効果が期待され，生活習慣病の予防にもなる．近年では児童期でも10人に1人程度の割合で肥満がみられることや，小児期からの生活習慣病も懸念されているため，小さい頃からの運動促進は重要である．さらに運動実施は，精神的疲労の改善にも役立ち，運動による多くのエネルギー消費は，良好な食習慣形成にも有効に作用する．このように，運動促進は良好で活動的な生活習慣の形成にも役立つ．

2）体力・運動能力の向上：巧みさ，器用さ，全身持久力，筋力，危険回避能力の向上

運動実施により最も直接的に効果が期待されるのは，やはり体力・運動能力の向上である．幼児期から児童期前半までは，特に巧みさや器用さといった運動動作にかかわる要素への効果が期待される．また児童期後半からは全身持久力向上や，発育発達の早い子どもでは筋力面での向上もみられるようになってくる．さらに幼少年期の豊富な運動経験は，その後のさまざまな運動シーンにおける基盤を形成し，専門性の高い動きの習得にも有利に働くことが期待される．また幼少年期からの運動経験に支えられて自らの動きを正しく認知できることは，あらゆる場面での危険回避能力向上にも役立つ．

3）体力・運動能力以外の面での効果：非認知的能力の発達（意欲，社会性，有能感など）

近年幼少年期の保育・教育における重要なキーワードに非認知的能力があげられる．非認知的能力とは，学力や記憶力などの数値で示すことのできる認知的能力とは対照的に，意欲や自制心，社会性，協調性などの数値では表しづらい能力の総称である．従来では「強く優しい心」や「社会適応能力」などの表現で示されてきた内容と類似の概念であり，近年将来の社会的成功に密接に関係することが示されさらに注目を集めている．実はこの非認知的能力は運動を通して育むことが期待される．運動場面ではさまざまな運動課題に挑戦することや競争を経験することも多く，うまくなりたい，負けたくないといった気持ちなどから，意欲や根気，やり抜く力などが育まれる．また友だちと協力することや相手を称える機会も多くあり，協調性やコミュニケーション能力，リーダシップ，自制心といった社会適応能力の向上にも効果が期待できる．さらに年長児ぐらいからは運動のなかでのルールの理解も重要な教育上の課題であり，ルールを守ることをとおして規律や**規範意識**☆6などの大切さを伝えることもできる．加えて成功体験の蓄積は自らへの自信，**自己効力感**☆7や有能感にも有効に作用する．実際に著者らが行った幼児を対象にした調査では，20項目で構成した非認知的能力関連項目のすべてにおいて，体力の高い幼児のほうが良好な結果であった（図8）．

☆6 **規範意識**：道徳，倫理，社会のルールなどを守ろうとする意識のことであり，暴力行為，いじめ，不登校などの問題が存在する児童生徒期において，日々の生活や教育のなかで醸成していくことがきわめて重要であると考えられている．

☆7 **自己効力感**：行動決定や遂行にあたって大きな影響を及ぼすものであり，行動を起こすことによる効力予期と結果予期が先行要因である．行動の持続性や努力，困難対処などとも強く関係し，成功体験，代理体験，言語的説得，生理的状態などによって高められると考えられている．

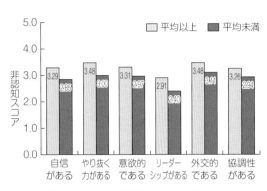

図8 幼児の体力による非認知スコアの平均値の違い（5点満点）

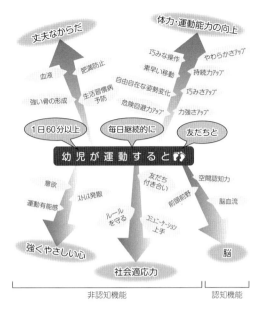

図9 幼児の運動効果

4）認知的能力の発達：脳機能の発達

運動場面での素早い方向転換や敏捷な身のこなし，状況判断，戦術理解などは脳の運動制御機能や知的機能の発達促進に有効であると考えられている．実際に運動時の前頭前野の活性化や血流の増大も確認されている．前頭前野の働きは記憶や感情のコントロール，アイデア，状況判断などとも関連があることがわかっており，ますます幼少年期の運動効果が大きく期待される（図9）．さらに運動中の相手の位置や動きの把握，ボールの軌道の認識などの空間認識は，視覚や聴覚などの感覚器からの情報を脳が即座に処理してからだを反応させている．そのため多くの運動経験は，これらの脳の処理機能を向上させ，空間認知能力の改善にも効果があることが示されている．これらの研究成果は，運動と学力の直接的な因果関係を示すものではないが，遊びや運動をとおした学力向上への効果も期待させるものである．

4．運動遊び場面での配慮事項

1）指導者側の準備

指導や実践計画などの際にはPDCA（Plan-Do-Check-Act）サイクルが有名である．計画から実践，チェック（評価），見直しを繰り返すことで活動が充実していくというものである．それと同時にここではMan-STECという考え方を紹介する（図10）．人（Man），空間/戦略（Space/Strategy），時間/技能（Time/Technique），環境/しかけ（Environment），経費（Cost）である．なかでも人と空間/戦略，そして環境/しかけへの配慮が幼少年期

の子ども達の運動指導には重要であり，これらを充実させることが成功の鍵になると考える．これらの3つについて，以下に説明を加える．

(1) 人 (Man)

指導者となる保育士や先生のなかでもキーマンとなる人をみつけること．さらに指導者がどういうパーソナリティをもって子どもと接するかが，運動指導の成功を決める重要なカギとなる．指導者は常に元気に快活であり，感情の起伏や機嫌の変化を極力なくし，子ども達の表情や体調，感情の変化に常に敏感でなければならない．また運動指導にあたっての戦術面や個々のケースにおける環境上の利点などを適切に理解し，実践に活かせるような知的な理解力を有し，子ども達の主体性を引き出せるような指導者でなければならない．

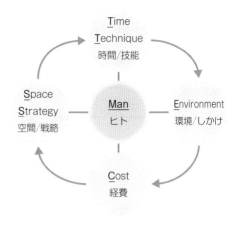

図10　Man-STEC

(2) 空間/戦略 (Space/Strategy)

空間をどのように構築・活用するかも重要な点である．限られた空間のなかで，いかに子ども達の活動を引き出すかを考える必要がある．また運動実践で養う力を具体的にし，できるだけターゲットを絞ることも重要である．指導者は明確にターゲットを理解し，そのための声かけや気づきのポイント，動きの着眼点を共有しておく必要がある．これらを共有して実践に取り組むことは重要な戦略であり，限られた空間や時間のなかで効率よく子ども達に運動を促進するうえで大切になる．また過剰な課題解決型指導を回避し，子ども達には常にフラットに接するなどの，心の成長にも配慮した計画が求められる．

(3) 環境 (Environment)

実践環境の整備を考えると経費面が気になりがちである．確かに充実した遊具や園庭，校庭等の環境は望ましいが，ここでの環境は「しかけ」ととらえてほしい．同じ遊具であっても配置の仕方や使い方，見せ方などによって，子ども達の運動機会は大きく変わってしまう．運動中の指導者の声かけの工夫や遊具の配置も重要な環境要素であり，大人側が事前に計画できる環境の「しかけ」である．実践時においては，大人の「しかけ」と子ども達の柔軟な発想力・創造力を掛け合わせることで，さらなる充実を図って欲しい．子ども達の柔軟な発想を積極的に受け入れる姿勢はきわめて大切であり，これによって子ども達の運動への楽しさは助長され，主体性も高まることが期待される．

2) 子ども (保護者) の準備

子ども達と保護者には，2つの点の準備を心がけて欲しい．それは，規則正しい生活習慣と規範意識である（図11）．どんなによい指導者や計画，プログラムがあっても，実践をする子ども達がしっかり準備していなければ

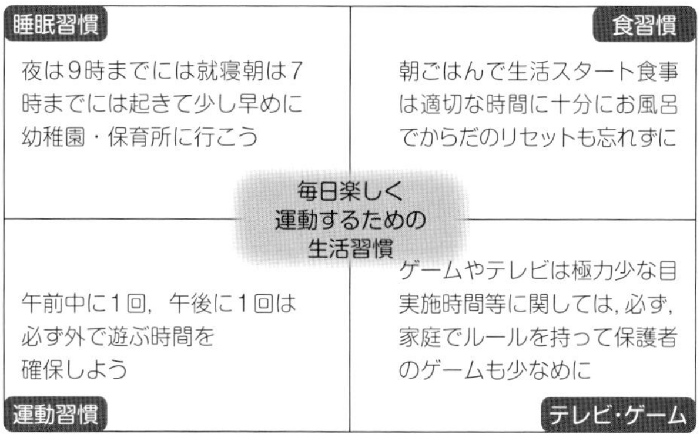

睡眠習慣	食習慣
夜は9時までには就寝朝は7時までには起きて少し早めに幼稚園・保育所に行こう	朝ごはんで生活スタート食事は適切な時間に十分にお風呂でからだのリセットも忘れずに
午前中に1回，午後に1回は必ず外で遊ぶ時間を確保しよう	ゲームやテレビは極力少な目実施時間等に関しては，必ず，家庭でルールを持って保護者のゲームも少なめに
運動習慣	テレビ・ゲーム

中央：毎日楽しく運動するための生活習慣

図11 幼児の楽しい運動のための生活習慣準備

効果は半減してしまう．常に良い生活で元気な朝を迎えて園や小学校に来てもらう必要がある．運動実践は良好な生活習慣獲得にも効果があり，相互作用が期待できる．指導者は常に子ども達の良好な生活習慣を保護者とともに追求し，確認しながら運動実践を進める必要がある．これは限られた時間のなかで少しでも大きな効果を得るために欠かすことのできない重要な点である．また年長児ぐらいからは，運動遊びにおけるルールを理解させることも重要な学習となる．運動は何でもルールを守らなければ楽しくないし，嫌な思いをすることがある．子ども達には，適切なルール設定は運動の楽しさを増長してくれることを理解させるべきである．そういった意味でも子ども達がルールを守り，高い規範意識をもつように求めていくことは，きわめて重要なことである．

3）運動指導実践時の配慮：運動プログラム上の配慮
（1）身体活動量と活動強度の確保

現代の生活様式のなかで必要とされる身体活動量は以前より明らかに少なくなっている．そのため，運動指導者は取り組みのなかで一定の身体活動量と活動強度を意識的に確保できるように配慮する必要がある．

（2）多様な動きを満遍なく身につけさせる

幼少年期では，特に「**多様な動き**[8]をバランスよく経験させること」と「遊びの延長線上として楽しさ伝達すること」が重要である．またこの時期は何事にも「飽きやすい」という特徴をもっている．「集中しなさい」「真面目にやりなさい」は通用しない．そこで飽きることを前提に運動実践を考え，多様な動きを含んだ運動プログラムを作成することで，楽しさのなかでさまざまな動きを経験できるように配慮すべきである．

（3）子ども自身に運動の大切さを伝える

テレビゲームなどの電子機器による遊びが中心の現代において，少しでも

[8] **多様な動き**：からだのバランスをとる動き（立つ，回る，転がるなど），からだを移動する動き（走る，跳ぶ，など），用具などを操作する動き（打つ，投げる，蹴るなど）に分類されており，幼児期運動指針では28の運動動作が紹介されている．幼児期に適切な身体活動を促進することで，日常の保育のなかでいずれも体験可能である．

早い時期から運動に慣れ親しみ，その楽しさや重要性を子ども達自身に感じさせることが，将来の運動への志向性を高めることにつながる．園や学校での運動実践以外の時間においても，子ども達が運動に親しむ時間が増えるように，しっかりその重要性や楽しさを伝えていきたい．家庭などでも実践可能な運動遊びを提案することも有効であろう．

4）運動指導実践時の配慮：教育的要素の配慮
（1）どんなときも教育的配慮を忘れず平等に接する

運動・スポーツをとおしてやる気，我慢，挑戦心などの前向きな心や協調性，規範意識といった社会性を獲得させる教育的配慮を忘れてはいけない．すべての子ども達に対していつも平等に接し，均等に機会提供をすることも心がける必要がある．また子ども達の認めてもらいたいという気持ちを強く尊重し，適切に褒め，認めてあげることが大切である．子どものやる気を引き出すには1人ひとりの上達を見極め，その都度できるようになった点，成長した点を認めてあげる言葉がけが重要である．「まだ〇〇ができないね」ではなく，「〇〇が上手になったね．次は〇〇に挑戦してみようね」といった肯定的な言葉の積み重ねが子どもの有能感や挑戦心，意欲を高める．

（2）言葉での理解より楽しく体得を優先させる

幼少年期の子ども達は，まだ頭で理解できないことがたくさんある．高学年の子ども達に接するように指導者が熱弁を振るっても効果的ではない．この時期は，言葉で理解させることよりも楽しく「体得」させることを優先して欲しい．運動の説明は簡潔にし，運動をする時間や機会を多くすることを心がけ，子ども達が自ら夢中になって取り組みを繰り返すような実践を心がけるべきである．成功，失敗の反復のなかで子ども達は自ら「体得」していくことを念頭に実践を展開するべきである．

（3）個人差の理解と異学年との交流

体力や運動動作の発達速度には個人差があり，得手不得手もある．特に幼少年期は同じ学年であっても，誕生月やからだの発育速度の個人差によって運動面の発達状況も大きく異なる．個人差の存在を適切に理解し，その子どもなりの発達速度に対応した接し方が大切である．さらに異学年との交流を推し進めることは，さまざまな発達速度の子ども達をお互いに理解するうえでもきわめて有効である．スポーツや運動遊びの場面は異学年との交流がしやすく，運動実践の効果も高まることが期待できる．年上の子ども達にとっても年下の子ども達に思いやりをもって接することはよい学びの機会となり，心の成長につながる．ただし子ども達同士の不用意な発言により，お互いの意欲ややる気を失うことのないような配慮も忘れてはいけない．

文　献

文部科学省（2012）幼児期運動指針ガイドブック-毎日，楽しく体を動かすために-．pp56-57．

文部科学省（2012）平成24年度全国・運動能力，運動習慣等調査（報告書）．

村瀬智彦，春日晃章，酒井俊郎編（2011）幼児のからだを測る・知る．pp40-73，杏林書院．

中野貴博，春日晃章，村瀬智彦（2010）生活習慣および体力との関係を考慮した幼児における適切な身体活動量の検討．発育発達研究，46：49-58．

9章 運動遊び指導の基本と実際

　幼少年期の子どもに対する運動遊びの指導と聞くと保育・教育現場の保育者や教師または指導者は，「どのようにして運動遊びを教えればよいのか」「どんな指導プログラムを用いればよいのか」といった観点から考えようとしたり，取り組もうとしたりする．大人が中心となって進行していく運動遊びの場や機会の設定も大切だが，これだけでは大人が準備しなければ子ども達の遊びが展開されにくく，大人依存になってしまう．運動遊びにおいて保育や指導現場で最も大切なことは，子ども達が子ども達自身で自主的に遊びを楽しく，安全に展開していけるような環境と習慣を構築することである．つまり究極の目標は，「周りの大人は見守るだけで，何もしなくても子ども達が元気よく活発に動き，自然と多様な動きを身に付けてしまい，気付いたらからだだけでなく心や社会性も育まれていた」という環境づくりなのかもしれない．幼少年期の身体的・心理的特性を鑑みながら，子ども自らが活発に遊びたくなるために留意することや遊びの展開・発展のさせ方について，理解を深めることが本章のねらいである．

1．運動遊び場面での配慮事項

1）よい指導者としての観点

前章までにも述べてきたが，幼少年期は青年期以降とは異なり，身体的にも精神的にもまだまだ未熟であり，かつ個々の心身の発育速度にも遅速があり，個人差がとても大きい．そのため指導者はそれらの特性を踏まえたうえでプログラムを計画したり，言葉がけをしたりする必要がある．自由な遊び時間や近所の遊び仲間が豊富な時代の子ども達にとっては，指導者の力量がいかようでも，降園後や放課後に地域で育むことができた．しかし遊び場，遊び時間，遊び仲間の減少が叫ばれる現代においては，保育・教育現場や指導現場は同世代と群れながら活発に遊ぶことのできる貴重な時間である．そのため幼少年期の指導者の存在は，子どもを運動好きにするか運動嫌いにするかといった点では，非常に重要であるといえる．だからこそ指導者が子ども達の身体的・精神的な発育発達を理解し，幼少年期に適した配慮ある指導，プログラム作成，場の設定などが大切である．そこで指導者は，運動遊びにおいて以下の観点を踏まえることが必要とされる．

（1）指導者の基本

①いつも明るく，元気に声かけ：幼い子どもにとっては，指導者が「今日は疲れている」「仕事で嫌なことがあった」などという大人の事情など到底通じない．幼少年期の指導者は子どもの前では機嫌があってはならず，自ら元気に楽しい雰囲気作りをつくることが求められる．

②愉快に，楽しく，そしてアドバイス：楽しい雰囲気は大切だが，効果的な発達のためにはそれだけでは足りない．子どもの動きをみながら，または遊び方を見ながら，適宜正しい動きや遊び方のコツなどを伝えていくと，限られた時間内で効果が一層大きくなる．

③指導する側と指導される側の一線は守る：運動遊び指導で求められる効果は，決して身体的な側面ばかりではない．精神的にも社会的にも成長することが求められているのである．したがって指導者は子どもの好き放題の振る舞いをさせるのではなく，人の話を聞く，仲間を思いやる，相手の主張を理解する，ルールを守るなどといった面にも注力を傾けることが求められる．

④おかしな動きや失敗を笑わない：動作が未熟なことで大人からみておかしな動きや予想外の失敗をすることは多々あるが，幼い子どもや運動が苦手な子どもほど，その失敗を周りから笑われたりすると心理的な傷付きは根深くなることを理解する．

⑤個人差があることを理解する：特に幼少年期は，同じ学年であっても誕生月や成熟速度の個人差によってからだの発育状況は大きく変わる．「なぜ，いつまでたってもできないのだ」と考えるのではなく，気長に見守ることが大切である．

⑥体罰や汚い言葉遣いは厳禁：幼少年期は恐怖心を抱きやすく，恐がりでもあるため，軽くお尻を叩いて叱咤激励する程度ならよいだろうという考えも好ましくない．小さな恐怖心の積み重ねがある日突然の「やりたくない」になる．また直接自分のことでなくとも，指導者が高学年の子ども達に声を荒げて指導しているだけでも恐怖を感じてしまうので，言葉遣いや立ち振る舞いには細心の注意を払うことが求められる．

（2）上手な褒め方，叱り方

幼少年期の子ども達に対しては，基本的に褒めたり，認めたりして伸ばしてあげることが大切であるが，教育的配慮のもと必要なときはしかることも大切である．以下に，運動指導場面で子どもに対するよい褒め方，叱り方について述べる．

［褒め方］
①個人個人を基準に褒める：個人差が大きいため，いつも同一集団（同学年，同性）のなかでの相対的な位置を基準に褒めていると，同じ子どもばかりが褒められる対象となる．子どもに対しては「その子なりの成長，発達」を基準にする個人内評価を基本とする．
②できるようになったことを認めて，具体的に褒める：幼少年期は「周りの大人にできるようになった姿を認めてもらいたい」という思いを強くもっている．指導者は，少しでも上達した動きに気づいてあげ，具体的に褒めることが大切である．
③いろいろな成長を褒める：運動遊びの指導場面では，動きの発達だけでなく，我慢や努力といった心の成長や仲間との協調性や決め事を守る姿といった社会性の発達にも注目し，成長を褒めることが重要となる．また保護者にも伝え，家庭でも子どもを褒めてもらうことが効果的である．

［叱り方］
①叱る場面は2つだけ：幼少年期の子どもに対して叱る場面は2つだけといっても過言ではない．それは「道徳に反することをしたとき（約束を守らない，友だちをけなすなど）」と「危険なことをしたとき」である．幼いほど善悪の判断能力やその後に起こる事態の予知能力に長けていないため，時には自己中心的な行動や危険な行為をしがちである．これらの場面では，しっかりその原因となる行動と理由を説明して叱ることが大切となる．ただし叱る基準はいつも一定でなくてはならない．
②叱るときは，その場で，具体的に：幼児や低学年の場合は，少し前のことでも鮮明には記憶していない．叱るときは抽象的に叱るのではなく，どのような行動がなぜ悪いのかについて説明する．
③叱られた子どもをフォローする役割の大切さ：叱られると誰でも少しは落ち込むもので，特に幼少年期の心には重くのしかかることもある．1人の指導者が叱ったときは，他の指導者がその後で優しくフォローしてあげることが大切となる．幼い子どもを叱るときは，指導者の暗黙のチームワークが大切なのである．
④やってはいけない叱り方：以下のような叱り方はしないように心がける必要がある．なお指導場面で指導者が子どもに対して「怒る」と「叱る」では**表1**のような違いがあることを理解しておこう．
　　（1）大声を出して感情的に叱る（怒鳴る）
　　（2）長々と叱り続ける
　　（3）人格や能力を否定するような言い方をする
　　（4）他人と比較する
　　（5）叩く（体罰）

表1 怒ると叱るの違い

怒る	叱る
● 感情的に	● 理性的に
● 自分のために	● 相手のために
● 過去に焦点をあて	● 未来を見据えて
● 怒りと勢いで	● 愛と勇気で
● 自分の言いたいように	● 相手に伝わるように
● 感情にまかせて	● 試行錯誤しながら

表2 子どもが運動遊びに夢中になる6カ条

1. 動きや操作ができるようになる（成功体験）
2. 次々に挑戦する課題がある（スモールステップ）
3. できるようになったことを認められ，褒められる
4. 勝負の楽しさを体験する（真剣勝負）
5. 遊びをとおして良好な仲間関係を構築する
6. ルールや遊び方を自分たちで考え，創造する

2) 子どもが運動遊びに夢中になる条件

幼少年期の子どもが運動遊びに魅了され，その楽しさにのめり込んでいくために，指導者は以下の6条件を整える必要がある（表2）．

①動きや操作ができるようになる：運動やスポーツと同じように，やはり遊びのなかに取り入れられている動きが少しずつでも上手にできるようになることが，遊びへの有能感と関心を高めることになる．したがって指導者のちょっとした適確なアドバイスや指導が大切になる．しかし決して遊びのなかでの指導であって，トレーニングのようになってはいけない．

②次々に挑戦する課題がある：子どもにとって運動や動作課題が自身の能力に比べて相当難しいとすぐに諦めてしまったり，簡単すぎるとつまらなくなり集中力を失ったりする．したがって適度な課題設定と，徐々にレベルアップする課題を提示するスモール・ステップのプログラムが大切となる．集団を扱う場合は能力の個人差もあるため，提供の仕方には工夫が必要となる．

③できるようになったことを認められ，褒められる：子どもは頻繁に「先生，見て見て」といって，自分の動きの上達をアピールしたがる．指導者はその時々に上達した点を指摘しながら褒めてあげることが，次への挑戦心につながる．

④勝負の楽しさを体験する：運動遊びやスポーツ遊びには勝負がつきものであるが，勝った，負けたが運動遊びの神髄でもある．子どもだからといって指導者は勝敗を曖昧にせず，勝つ喜びや負ける悔しさを経験させることが遊びの醍醐味を知ることになる．もちろん負けたからダメ，勝ったからよいという評価は禁物である．

⑤遊びを通して良好な仲間関係を構築する：運動遊びをとおして子ども達は仲間関係を強固にしていく．時には言い争ったりケンカをしたりすることもあるが，それも含めて仲間関係の構築につながり，社会性を高め合い自分の存在場所を確立する．

⑥ルールや遊び方を自分たちで考え，創造する：往々にして子ども達は，大人が教えた遊びのルールを勝手に変えてしまうことがある．しかし子ども達自らで遊びや遊び方を創造することが楽しさでもあるので，指導者はオリジナルの遊びを見守ることが大切である．危険な動きや好ましくない遊び方になった場合は，修正を促していけばよい．

3）遊び環境への配慮

現代の子ども達は，危険回避能力の育まれていない子どもが多くなっている．つまり不意に転んだときに反射で両手を出せない子ども，高いところに昇っても落ちる危険をイメージできない子ども，他人の動きが見えず激突を繰り返す子どもなどさまざまである．したがって指導者は運動遊びの実施場所の事前の安全点検を怠ってはいけない．また子ども達は夢中になると危険を顧みず動き出すため，活動してよい場所をコーン，ライン，マーカーなどを使って視覚的に示すことが大切である．

時に危険な場所や危険な動きが見受けられたときは，「ヒヤリ・ハット」ノートなどに記録して，指導者同士で情報を共有し合うことも必要である．もちろん過度に危険を回避するような指導では，運動遊びの醍醐味を薄めてしまい効果が半減するため，少々のケガやすり傷を恐れることなく運動プログラムを提供することが重要である．

2．発達の特性に応じた遊びの提供

1）主体的な取り組み

昔から保育や教育現場では「大人がやらせる」のではなく，「子ども自身が主体的に取り組む」という点に主眼が置かれてきた．しかしこれだけでは自分の好きな遊びだけを毎日繰り返す傾向が強くなり，振り返ってみれば運動量の高い遊びを中心に遊んでいた子どもは，走る・跳ぶ・投げるなどの運動能力が著しく向上し，戸外でも静的な遊びを好んでいた子どもは，伸び悩んでしまうことが多く見受けられる．したがって可能な限り遊びが偏らないようにすることも大切なのである．

そこで幼少年期の運動遊びプログラムを作成するときは，子どもが自由に遊びを選択する「子ども主体の遊び時間」に加え，指導者が身につけさせたい動き，経験させたい遊びを意図して導入する「指導者主体の遊び時間」を構成させるとバランスよく多様な動きを経験し，偏りのない能力向上に役立つため，子どもの遊び状況に合わせて2つの主体性を融合させながら指導していくとよい（図1）．

2）多目的な運動遊びの提供

運動遊びといえば体力向上や健康の保持増進のためと一般的に捉えられがちであるが，前章でも述べたように幼少年期における運動遊びは身体的な側面だけでなく，心，社会性，脳を発達させるためにも良薬であることがこれまでの科学的検証で明らかになっている．つまり保育や教育現場でも健全な成長のよいツール（道具）と認識し，継続的にプログラムを提供していくことが好ましい．

幼稚園教育要領および保育所保育指針に示されている5領域は，幼児期における教育・保育の根幹を成す

運動遊びの主体性とは・・・
子どもの主体性＋指導者の主体性

さまざまな遊び場面（仕掛け・工夫）における**子どもの主体的活動** ＋ **指導者の主体性**を中心とした園・学校，学年，クラス活動

図1　運動遊びの主体性

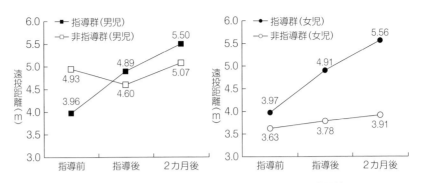

図2 4歳児のボール投げ指導群と非指導群の遠投距離比較

ものである．そのなかに領域「健康」があるため，運動遊びは領域「健康」のための取り組みであると考えがちであるが，実は幼児期の子どもにとって運動遊びは時には身体的発達のためであり，時にはダンスのように領域「表現」のためであったり，コミュニケーション能力を高め会話能力を発達させる領域「言葉」のためであったりするのである．したがって発想の転換を図り，5領域それぞれを満たすことができる運動遊びを導入すると保育プログラムの幅が広がり，単にからだを使って遊ばせるというだけの取り組みから脱却できる．

また児童期以降の学校現場においても，英語の時間に英会話を用いた運動遊びや算数の時間に計算問題を解きながらの運動遊びなどといった斬新かつ楽しく学ぶためのツールとしての運動遊びも積極的に導入されることを期待したい．

3）投動作の指導

子どもの体力は依然低調ながらもやや回復傾向にある．しかしボール投げに関しては未だに回復傾向が認められず，子ども達のボール遊びに対する興味関心も薄れている．

ボール遊びに興味を示さないと，ボールにかかわる遠投能力，正確投，捕球能力も発達しないために，就学後の体育におけるボール運動でも苦手意識をもつことにつながり，運動・スポーツへの関心ももてず，不活発な人生を歩む危険性も高くなる．生涯を健康的に過ごすためにも，幼少年期からボール遊びに興味をもたせることが大切であり，そのためには「上手くできるようになった」「ボール遊びは楽しい」という感覚を成功体験から感じとらせ，関心と有能感を高めていく必要がある．

著者らは年中児（4歳児）の幼児30名に対して投動作教室を4週間開催し（2回/週，30分/1回，合計8回），そのプログラム効果を遠投距離と投の正確性の観点から検証した．投動作を指導した結果，遠投距離（ソフトボール投げ）および投の正確性のいずれにおいても著しい発達が認められた（図2）．さらに指導期間終了後，特別なことはしなかったにもかかわらず，2カ月後にはさらに指導群は非指導群に比べて著しく向上していたことから，一度よい動きを身につけると自分たちで進んでボール遊びを行い，より一層発達するといった良好なスパイラルに導かれることが確認できた．

基本的運動能力のなかでも「走る」や「跳ぶ」はどのような運動遊びの場でも発揮され自然発達が期待できるが，「投げる」に関しては大人がボール遊び環境を設定しなければ経験するこ

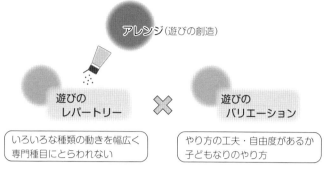

図3　遊びのアレンジ

とがなく，さらに全員に機会を与えなくては一部の子どもだけの発達に留まってしまい，能力の二極化が顕著になるため，早い時期からの意図的なプログラム提供が求められる．

3．集団で楽しむ運動遊び

1）遊びのアレンジ

指導者は幼少年期の子ども達が楽しめるさまざまな運動・スポーツ遊び，集団遊び，伝承遊びなどの基本的な遊び方を学び，「遊びのレパートリー」を増やす必要がある．しかし学ぶにも時間的・能力的限界がある．そこで重要になってくることが，1つの遊びにさまざまな"アレンジ"を加えることである（図3）．それによって次々に遊び方が創造され「遊びのバリエーション」が増えていく．

幼少年期の子ども達は飽きやすい性格特性を有しているため，同じ遊びを同じ遊び方で行っていてもすぐに飽きてしまうため，少しずつアレンジを加えると楽しさが広がる．またそのアレンジは子ども達自らが創造することもあるので，指導者は子ども達の一挙手一投足に注視しながらアレンジのヒントを見出すことが求められる．

2）実際に使える運動遊びと遊びのアレンジ法

次ページ以降に子ども達が楽しんで遊ぶ代表的な運動遊びを紹介する．基本的な遊び方から派生するアレンジ法を参考にするとよい．実際に子ども達と一緒になってやってみながら指導者オリジナルの遊びバリエーションを増やしていこう．

文　献

春日晃章編集代表，松田繁樹，中野貴博編（2015）新時代の保育双集　保育内容健康．pp164-212，みらい．
佐藤善人，青野　博編著，日本体育協会監修（2015）子どもの心と体を育む楽しいあそび-アクティブ・チャイルド・プログラム-．pp113-199，ベースボール・マガジン社

(1) 言うこと一緒，やること一緒

【ポイント】

　この遊びの楽しいところは，いろいろな動きを指導者や友だちと一緒にできること，そして何よりルールがとっても容易であることである．指導者と同じ動きをするだけの単純な遊びだが，単純なのでたくさんアレンジを加えることができ，さまざまな動きを体験することで，からだの使い方（巧緻性）が養われる．たとえば，言うこととやることを逆にしてみたり，ただジャンプをするだけでなくて回ったりしゃがんだりしてみたり．子どもと指導者がいろいろなバリエーションで一緒に楽しく遊ぶことができ，遊んでいくなかでいろいろなからだの動かし方を経験することもできる．

　また指導者と同じことを言う，同じ動きをするといった「模倣運動」は共感性の発達を促す．この2つの発達を通じて，人とのやり取りやコミュニケーション能力が養われるといわれており，言うこと一緒，やること一緒をすることで育むことができる．

【遊び方】

1. リーダー（指導者）が「言うこと一緒，やること一緒！」と言い，その後子どもが反復して言う．
2. リーダーの「右！」に続いて，子ども達も「右！」と言いながら右へジャンプする．
3. リーダーは「右」の他に，「左」「前」「後」などとジャンプする方向を指示する．
4. リーダーの指示に合わせて，仲間と上手にジャンプできると楽しい．

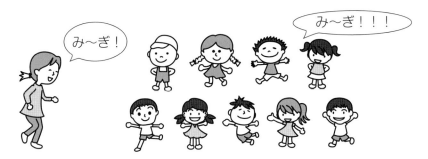

【留意事項】

1. 子ども達の間隔が狭いとぶつかったり転んだりして怪我をする危険があるので，遊びを始める前に間隔を広くとるとよい．
2. 最初は動きをゆっくりと行うと子どもがルールを理解しやすい．

遊びのアレンジ：遊び方を創造してみよう

(1) 動作だけでなく，笑ったり泣く真似をしたりするだけでも楽しく遊べる．また，頭，肩，膝などからだの一部を言いながら触れるといった遊びでも一緒に楽しく遊ぶことができる．
(2) ただジャンプをするのではなく，片足跳び，その場で回る，しゃがむなどの動きをすることで，いろいろな動作を経験できる．また「うさぎ」や「ぞう」と言ってそれを真似させると面白くなる．

 遊びのアップグレード：遊びのレベルをあげてみよう

(1) 「言うこと逆，やること逆」にすると頭も使いながら集中して遊べる．
(2) 横一列で友だちと手をつないで行う．そうすることで，自分だけでなく仲間と連動した動きになるので難易度があがる．
(3) 遊びのリズムを早くすることで考える時間が短くなるので，話すことも動くことも難しくなる．また，言うことは一緒だけどやることは逆にする，言うことは逆でやることは一緒，もしくは言うことを逆やることも逆，といったやり方もある．そうすることで一気に難易度があがる．遊びを行う前に言葉と動きの確認をすると子どもがスムーズに遊びに入っていける．

 遊びのスタートアップ：まずはこれからはじめよう

［ミラー（鏡）体操］
1. 保育者と子ども達が向かい合った隊形で始める．
2. 保育者の動きの真似をして体操をする．
［ポイント］
・子どもは保育者の真似をするので，大きな動きやわかりやすく動いてあげることで，よりからだをほぐしていくことができる．

(2) ドンじゃんけん

【ポイント】

　じゃんけんは運動遊びにおいて鬼を決めるときなどはもちろん，日常生活においても行われる．そんなじゃんけんという遊びは，一瞬にして勝ちと負けが決まるという特徴がある．じゃんけんを運動遊びのなかに取り入れたものがドンじゃんけんである．じゃんけんによる勝ち負けを瞬時に理解し，その後すぐに動き始めることで敏捷性や瞬発力だけでなく，状況を素早く読みとる力や判断力が自然と鍛えられる．また仲間にいち早く次の指示を出し合いながら進めるというチームプレーの醍醐味も含まれている．

　子ども達に馴染みのあるじゃんけんという遊びにコースを設け，走る，跳ぶなどの動きの課題を与えることで，じゃんけんの勝敗に一喜一憂しながらもいろいろな動きを経験することができる運動遊びである．

【遊び方】

1. 地面に5〜10m程度の白線を直線で描く．
2. 3〜5人のチームを2つ作り，白線の両端（陣地）に一列で並ぶ．
3. スタートの合図で先頭が白線上を走り，合流したところで「どーん」と言い，両手でお互いにタッチしてじゃんけんをする．
4. じゃんけんに負けたら道を譲り自分のチームに「負けた！」と伝え，自陣の最後尾に並び，次の人はすぐに走り出す．勝ったら「勝った！」と大きな声で前を向いたまま自分のチームに伝え，そのまま進む．
5. これを繰り返して，先に相手陣地までたどり着いたチームの勝ち．

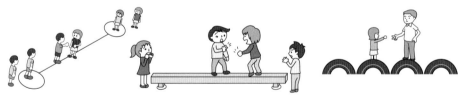

【留意事項】

1. 足もとばかりを見てしまうと目線が落ち衝突する危険性があるため，目線は前へと向けさせる．
2. 「どーん」と2人が合流したとき，強く両手でタッチをするとバランスを崩してしまうことがあるので留意する．
3. 待っている人がじゃんけんの様子を見ていないと遊びの流れが途切れやすくなるため，ライン上でじゃんけんをしている2人に注目させる．

遊びのアレンジ：遊び方を創造してみよう

(1) 直線を引くだけでなく，曲線や1回転する線などさまざまな線を設定することで遊びと動きに変化をつけることができる．
(2) 線上を走るだけでなく，両足跳びや片足跳び，室内では四つ這いなど，前への進み方をアレンジすることでいろいろな動きを身につけられる．
(3) 「どーん」と2人が両手でタッチをするが，「チョコン」という掛け声で2人が両手の人差し指と人差し指を合わせることで遊びのスピードに強弱がつくのと合わせて衝突の防止にもなる．

 遊びのアップグレード：遊びのレベルをあげてみよう

(1) 英語を使用し遊びを行ってみましょう．「Rock-Scissors-Paper 1.2.3」の掛け声でじゃんけんを行う．「勝った」「負けた」の表現も「I won」，「I lost」と英語で行ってみよう．遊びと簡単な英語のコラボレーションができる．
(2) ラインだけではなく，ラダーやミニハードル，平均台やタイヤの上，固定遊具などを使いさまざまな動きをドンじゃんけんの遊びのなかに組み込んでみよう．

 遊びのスタートアップ：まずはこれからはじめよう

[全身じゃんけん遊び]
・グー：膝を曲げてしゃがみ込む，チョキ：両足を前後に開き，両腕を前後に伸ばし手はチョキの形をする，パー：両足は左右に開き，両腕を大きく広げる．いろいろなパターンで全身じゃんけんを行う．
①前に立つ1人と対決．②2人組になり1対1で対決．③4〜6人1組のチームを作り，チームでグー，チョキ，パーのどれを出すのか1つに決めチーム対抗で対決．

[ポイント]
・からだ全体を使って大きな動きでじゃんけんをすることで，じゃんけんに親しみながらもからだを動かし，温めることができる．

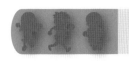

(3) 子とろ子とろ

【ポイント】

　子とろ子とろは親が子どもを鬼から守る遊びであり，鬼ごっこの起源とも言われている．親は鬼の動きを見ながら子どもが捕まらないようにする．後ろにいる子どもは手が離れないように親の動きについていく．鬼は最後尾の子どもを捕まえようと素早く動くなど，役割によって違った面白さがある．また遊びに慣れることでフェイントを入れたり，緩急を使って走ったりと頭を使って動くことができるようになり，敏捷性や巧緻性，瞬発力が向上する．運動が苦手な子どもでも楽しく遊ぶことができ，アイスブレイクとしても活用できる．

【遊び方】

1. 親1人，子ども3人程度，鬼1人にわかれる．
2. 親を先頭に子どもは肩に手をおいて列をつくる．
3. 鬼は親と向き合い，最後尾にいる子をタッチしに行く．
4. 制限時間内（目安：20秒程度）に子どもが捕まらなければ親子の勝ち，子どもが捕まると鬼の勝ち．
5. 手が肩から離れてしまっても鬼の勝ち．
6. 列の先頭の親が鬼となり，鬼だった子どもが列の最後尾につき，遊びを再開する．

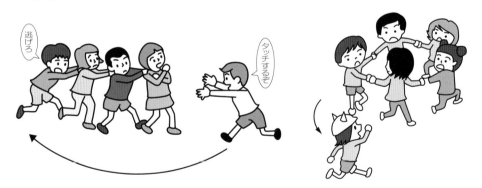

【留意事項】

1. 狭い空間のなかで複数グループが活動する場合，ぶつかってしまう可能性があるため広い場所で行う．
2. 先頭の親が手を広げて守ると，接触してケガの恐れがあることやタッチすることが困難になるため，胸の前に組んでおく．
3. 運動強度が高いため，制限時間や休憩時間に配慮する．

遊びのアレンジ：遊び方を創造してみよう

(1) 音楽を取り入れてみよう．イス取りゲームのように音楽をかけ，音楽が止まったときをスタートの合図とする．そうすることで一瞬の判断やかけひきなど頭を使うようになる．
(2) ダンスを取り入れてみよう．音楽がかかっている間，鬼は音楽に合わせてリズムをとり，親と子どもは鬼の動きを真似する．音楽が止まったら子とろ子とろを開始します．また音楽のリズムに変化をつけることで，より多様な動きを身につけられる．

 遊びのアップグレード：遊びのレベルをあげてみよう

・子どもの人数を増やすことで鬼は子どもを捕まえにくくなる．また子どもは動きの難易度が上がり運動量が高まります．かなりの運動量があるため制限時間を工夫しながら試してみよう．

 遊びのスタートアップ：まずはこれからはじめよう

［ネズミ逃がし］
1. ネコを1人ネズミを1～4人程度決める．その他の子どもはネズミチームとなる．
2. ネズミチームは手をつないで輪をつくる．ネコは輪の外周を走るようにする．
3. スタートの合図でネコはネズミを捕まえようとする（タッチする）ので，他の子どもは輪を崩さずくるくる回るよう左右に動いてネズミを守る．
4. 制限時間内（目安：30秒程度）にネコが捕まらなければネズミの勝ち，捕まえることができればネコの勝ち．
5. ネコ役，ネズミ役を入れ替え再び行う．

［ポイント］
・子ども達にとって他者に動きを合わせることは難しいため，動きを左右だけに限定し手をつなぐことができるので「子とろ子とろ」の導入として適している．輪になって移動することが難しい場合は，歩き，早歩きなどスピードを抑えて行うようにしよう．またその場から動き過ぎないよう，中心にコーンを立てるなどしてもよいだろう．

(4) 修行鬼ごっこ

【ポイント】

　鬼ごっこはなぜ楽しいかと考えると，鬼に捕まらないように必死で逃げるからスリルがあって楽しいものである．つまり鬼が強くなくては面白くないのである．また足が遅い子どもはすぐに捕まってしまい，鬼ばかりをやらされる．周りの子どもも鬼が弱いと楽しくない．そこで子どもより足の速い大人の保育者や指導者が鬼（固定）となって子どもを追いかけることにより，活動量と運動強度を高められる．

　鬼に捕まってしまった子どもは遊びから外れてしまい，すぐに捕まった子どもの活動量は増えない．そこで捕まった子どもはある特定の課題（修行）を終えれば復活できるという形式の鬼ごっこである．

【遊び方】
1. 鬼ごっこをする場所の端にラダーを置き，修行の場を設置する（ラインを引いてもよい）．今回の修行課題は両足連続ジャンプ．
2. 大人の（保育者・教師・指導者）の鬼を1人決める（固定）．
3. はじめの合図で鬼は子どもを追いかけ，子どもは鬼に捕まらないように逃げる．
4. 鬼に捕まった子どもは，修行課題を行ってから再び鬼ごっこに戻る．

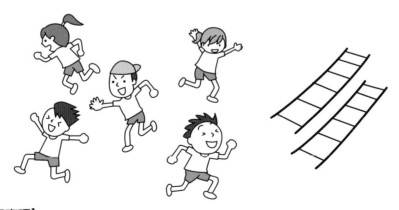

【留意事項】
1. 夢中になると危険なところへも走って行くので，あらかじめ逃げられる範囲を決めておくとよい．
2. 鬼は最初から全力で追いかけず，徐々にスピードをあげていくと安全に遊べる．

遊びのアレンジ：遊び方を創造してみよう

(1) 修行の種類を変えてみると，さまざまな動きを遊びのなかで体験できる．マットを敷いて3回横回転や前回りをしたり，3連のケンケンパを描いてケンケンパを3連続したり，グラウンドの鉄棒で前回りや逆上がりをしたりする課題を設定する．
(2) 子どもも鬼もただ走るのではなく，四つ這い，両足ジャンプ，片足ケンケンなどで動くといろいろな移動動作を経験できる．室内で行うときは，早歩きで歩くようにするとスピードを抑えられて安全である．
(3) 修行を複数準備しておき，捕まる度に異なる修行課題をさせると，1回の遊びでいろいろな動きを身につけられる．

 遊びのアップグレード：遊びのレベルをあげてみよう

(1) 鬼を1人から2人，3人……と増やしたり，逃げられる範囲を少しずつ広げたりしていくと運動量が高まる．子ども達が遊び慣れてきて周辺視野が広がってきたら，試してみよう．
(2) 修行は動作とは限らない．小学生ならば計算や漢字の問題10問が書かれた用紙を準備し，すべて解けたら復活できるとすれば，運動遊びと学習のコラボレーションが成り立つ．

 遊びのスタートアップ：まずはこれからはじめよう

[さかなとり鬼]
1. ラインを4本引き，鬼役の漁師を1人決める．
2. 漁師が「網を投げるぞ〜」と言ったら，魚たちは反対側のライン（安全地帯）まで逃げる．漁師にタッチされたら，その子どもは漁師の網として一緒に魚を捕まえる側になる．
4. 何度も繰り返し，魚がすべて捕まったら終了．

[ポイント]
・周辺視野が狭い子ども達にとって，直線で逃げる鬼遊びは子ども同士がぶつかりにくいので鬼遊びの導入として適している．

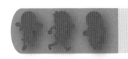

(5) 氷　鬼

【ポイント】

　氷鬼は鬼ごっこの派生となる遊びである．ルールが単純であり，みんなで一緒に遊ぶことができる．氷鬼では鬼につかまると凍ってしまい，その場で仲間の助けを待つことになる．通常は仲間の助けを待っている間動くことができないが，この時間に動物のまねをする「動物鬼」や，スポーツの動作をまねする「スポーツ鬼」，助けてもらったときにあいさつをする「あいさつ鬼」など，氷鬼のルールを基本としてさまざまな鬼遊びを創造することができる．動物やスポーツの種類を覚えることで子ども達の知的好奇心が刺激されたり，あいさつをすることで仲間とのコミュニケーションが深まったりと，多様な要素が加わることで子ども達も楽しみながら遊ぶことができる．

【遊び方】

1. 鬼を決める．鬼は途中で交代せず固定．
2. はじめの合図で鬼は子どもを追いかけ，子どもは鬼に捕まらないように逃げる．
3. 鬼に捕まった子どもは，その場で氷（動かず静止する）になる．
4. 凍った子どもは仲間にタッチしてもらうと氷が解け，また逃げることができる．

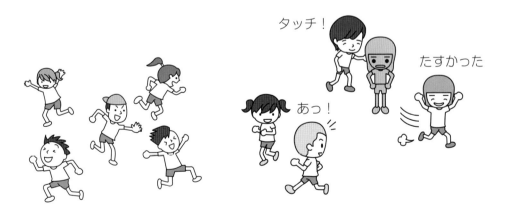

【留意事項】

1. 鬼はタッチするときに，強く押したりしないように配慮する．
2. 長時間行うと疲れてしまうため，あらかじめ逃げられる範囲を決めておいたり，時間を区切って休憩したりしながら遊ぶ．

遊びのアレンジ：遊び方を創造してみよう

(1) 動物鬼
- 基本的なルールは氷鬼と同じ．
- 鬼は子どもを捕まえたら，動物の名前を1つ指示する．捕まった子どもは，その場でその動物の真似をする．
- 仲間がタッチしながら真似をしている動物名を当てることができると氷が解け，また逃げることができる．
- 間違った動物名を言いながらタッチされたときは氷は解けず，正解するまで復活できない．

(2) スポーツ鬼
- ルールは動物鬼と同様だが，動物の名前の代わりにスポーツの名前を指示する．
- 捕まった子どもは，指示されたスポーツの動作をその場で真似する．
- 仲間がタッチしながらどもをしているスポーツ名を当てることができると氷が解け，また逃げることができる．

(3) あいさつ鬼
- 基本的なルールは氷鬼と同じ．
- 仲間にタッチをされた後あいさつをすると氷が解け，また逃げることができる．

10章 幼少年期から思春期・青年期につながる指導,望まれる指導者

　本章では成長期にある子ども達の運動指導における実践的方法を紹介し,その具体的方法を身につけることをねらいとした.たとえばよい運動指導の条件や,それを満たすための適切な指導の言語や教具の活用,指導の場の作り方,成長段階に応じた運動教材の配列やカリキュラムの考え方などについても概説した.また近年の子どもが抱える生活習慣上の問題点やその課題,あるいは体力低下の実態なども,子どもの運動指導上で知っておく必要のある現代的な内容である.運動だけでなく,食事・睡眠などの科学的知識についても指導者の知っておくべき内容として紹介した.本章では上記にかかわる内容をビジュアルに紹介するだけでなく,調査データも紹介することによって,実践的な指導現場でも活用できる資料を提供した.

1. よい「体育・運動」指導とは

1) よい体育・運動指導の条件

よい体育・運動指導の条件は「雰囲気のよい」「勢いのある」ことである（高橋，2003）．そのような指導では，子ども達から「歓声が上がり（やったー，できたー）」「賞讃の声が湧き起こり（ナイスプレー！すごい！）」「励ましの声がみられ（ドンマイ，ドンマイ，つぎがんばろう！）」「教えあう（こうしてみない，こうやったらいいよ）」姿が観察される．こうした姿がみられるために，指導言語，場づくり，教具の活用などの工夫に加えて，教師・指導者は「意味のあることを」「熱意を持って」「じょうずに」教える必要がある．「意味のあること」とは「よい教材」であり，「熱意を持って」は「指導者の表現力」であり，「じょうずに」は「教具などを活用してわかりやすく」とも言い換えることができる．

2) よい体育・運動教材のつくり方

ゴーヤは苦くてそのままではなかなか食べられない食材である．ところが，ゴーヤをスライスにして，豚肉と豆腐を入れて「ゴーヤチャンプル」にすると，苦いけれど美味しい，苦いから美味しい，そしてからだのためになる料理になる．体育・運動教材にも「鉄棒」や「長距離走」などのように，そのままでは児童生徒が嫌がる教材がある．これをどう料理して子ども達に与えるかが重要で，教師は腕のよい料理人でなければならない．鉄棒やマット運動のような好まれない教材も，たとえばみんなで揃えて発表するシンクロ鉄棒やシンクロマット運動は，子ども達が楽しく取り組む器械運動の例である．教材作りの上手な教師に出会った子ども達は，運動有能感も好嫌度のスコアも上がり（図1），運動が好きで得意と感じるようになっていく．

3) 教具の活用で子どもの活動量は増える

体育授業や運動指導場面で用いられる教具（学習支援装置：instructional device，learning device）には，課題をやさしくする，練習量を多くする，運動技能をフィードバックする，安全性を高める，理解を助ける，安心感を与えるなどの機能がある．そうした教具を使うだけで，子どもの活動は変化する．

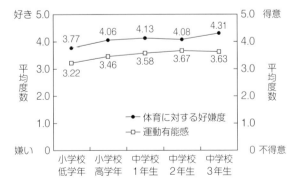

図1　運動有能感と好嫌度の変化

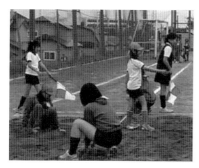
図2 旗を用いた効率のよい授業

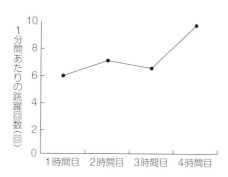
図3 走り幅跳びの練習回数の増加

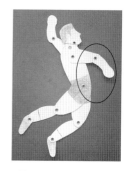
図4 人形モデルの例

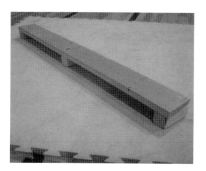
図5 一人平均台

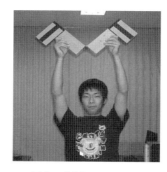
図6 手作りスターター

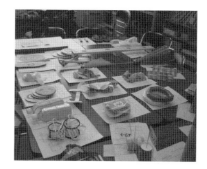
図7 教具の例

　たとえば走り幅跳びにおいて，砂場の準備ができたらそれを示す旗を用いるだけで，子どもは自分が助走を始めて跳んでもよいかの判断ができるので指導がスムーズになる(図2).また試技1回ごとに測らなくても，自分が着地したところに目印となるものを置けば，その日の最高記録を指導の最後に正確に計測すればよいので，1人が1回にかかる時間が短縮され，その結果，練習回数が増える(図3).教具を使用することによって練習回数は増加する．人形モデル(図4)を用いて説明することによって走り幅跳びの技術構造が理解しやすくなり，授業の集中度も増し，子どものオフタスク行動も少なくなって，授業や運動指導場面の雰囲気は変化する．

4) 教具で楽しくなる授業の工夫

　どの学校にもある平均台は大きく，そのため収納の場所をとり移動や保管場所の点から工夫を要する．また値段も高く，たくさん用意することもできない．図5は板と角材を切って制作した1人平均台である．1人に1台あるから自分だけで練習でき，またグループで組み合わせても行える．格納場所も選ばず，体育館の端に並べておいてもよい．横に並べればミニハードルとしても使える．低めのボックスと考えればボックスジャンプにも使えるなど，アイデア次第で活用が広がる．100m走などのスタートはピストルと紙雷管で行うが，通常の授業や運動指導場面では多用できない．笛は100m走では音がゴール地点に伝わるのに約0.3秒かかるので，雷管の破裂煙の替りに拍子木方式のスターターを用いるのも一法である(図6).図7に体育授業や運動指導で使う教具例を示した．こうした教具が体育授業のテンポを上げコンパクトにし，楽しくしてくれる．

5）指導言語の工夫と活用

「こうやってみて」「このようにやってみて」と，言葉でいわれて指導者の意図を理解してすぐにできる子どももいればできない子どももいる．「こうやって」は英語では「like this！」であり，お手本のようにという意味であるが，子どもはお手本のポイントを見逃したり間違って認識したりすることがある．ボールを投げるときのフォームをみせて「こうやって」といったときに，指導者は投げる反対の手を投げる方向に向けることを教えたかったのに，子どもは投げる手を見ていて反対の手を意識していないことがある．指導者は即座に「違う！」というが，それは指導者の意図と子どもの認識がずれているからである．右利きの子どもなら「左手を投げる方にまっすぐ伸ばして，投げてごらん！」と具体的に伝えなければならない．「あっち」「こっち」でなく，「校舎側に」「みなさんの右手に」「先生の前に」というように伝える必要がある．

「バスケットのシュートは，手首のスナップを開かせて，ループを作ってリングの輪に上から入れる」という説明も，「シュートのときの手首は『ツルのくび！』」で即座に理解できるようになる．こうしたわかりやすい指導言語を使うことはよい指導のために必要である．バレーボールのパスのときの手は「おむすびの形」，サッカーのボレーシュートは「膝から打て！」，スキーのターンでは「くね～くね～」や「ぐぐ～！と押せ」などのオノマトペ（擬音語・擬声語・擬態語）のような感覚的身体表現言語も指導には有効である．なお人間のコミュニケーションでは，バーバル（言葉による）コミュニケーションとノンバーバル（言葉によらない）コミュニケーションがあるが，相手への伝達はバーバルよりノンバーバルのほうが重要だといわれている．顔や身振り手振りのなどの表現が意思疎通には大切であることも指導現場では知っておく必要がある．

6）場の作り方

体育館やグラウンドはいわゆる教室ではない．しかし「水泳教室」「サッカー教室」と銘打つように，授業や運動指導場面は1回1回が教室である．そうした教室では，机，黒板（ホワイトボード）が準備され，場合によっては運動映像を流していくビデオや，最新の技を使うならパソコンも準備されたりする．しかしこのような器材を使わない体育・運動指導が少なくない．体育館には器材や教具などを配置して，視覚的にも子ども達に理解できるような説明がほしい．

また壁に位置を示す標識を貼り，子どもが持参した体育授業ノートや筆記具などを置く場所を示しておくのもよい．広いグラウンドではマーカーやコーンを用いたり，ラインを活用したり，携帯用黒板を使って授業を進めたい．

子ども達の集合場所にも配慮し，太陽光，風，集中を欠くような視覚物（道路を走る車など）が子どもの目に入らないようにしたうえで集合させるのも授業や指導の基本である．体育館もグラウンドも教師・指導者の教室であることを理解しておかなければならない．

音楽は私たちの心を揺さぶってくれる．情感を刺激する音楽も授業や指導で有効活用したい．教具や音楽の活用，教室としての体育館やグラウンドの「場づくり」が，雰囲気のよい勢いのある授業を作り出してくれる．

表1　発達段階におけるカリキュラム構成上考慮すべき観点と関連性

		Ⅰ期 6〜9歳 (小1〜小4)	Ⅱ期 10〜13歳 (小5〜中2)	Ⅲ期 14〜17歳 (中3〜高3)
身体能力	神経系(巧みさ)	◎	○	△
	筋力系(力強さ)	△	○	◎
	持久力系(ねばり強さ)	△	◎	○
	柔軟系(しなやかさ)	△	○	◎
学び方	個　人	△	○	◎
	集　団	○	◎	○
教師の働きかけ	教師のかかわり	◎	○	△
	科学的展開(自然・人文科学)	△	○	◎
子どもの取り組み	自主性	△	○	◎
	目的性	△	○	◎

2．子どもの発育発達に応じた指導

1）発達段階に応じたカリキュラム編成と運動の考え方

　小中高の12年間を4・4・4の3期に分けた場合の発達段階に応じたカリキュラム編成の考え方を，指導や運動の効果・至適性から△○◎で示した（表1）．スポーツ・運動の種類によって各段階における考え方に若干の差異や幅はあるが，一般的な考え方として示した．この時期には，なるべくいろいろな運動を行うこと，単一的動作の繰り返しを多くやり過ぎない，関節や骨を傷めないようリスキーな運動に注意すること，成長のスピードの個人差を考慮した指導を行うこと，興味や関心を引くような指導を心がけるなどが基本にあることはいうまでもない．

　この分類にしたがって，陸上競技を例にとった場合，Ⅰ期にはなるべく神経系を刺激するような動きを含んだ学習内容をリレーなど集団で行う形式で教師が十分にかかわりながらすすめたい．またⅢ期であれば，同じ陸上競技でも筋力や持久力を刺激するような運動を取り扱い，科学的な理解を深めながら（科学的展開）1人で取り組む姿勢を身につけ（自主性），自分が持っている力の可能性と限界に挑戦し（記録や勝負へのこだわり），運動・スポーツの持つ文化性にも迫りたい（目的性）．

2）体力・運動能力を高める学校におけるカリキュラムとシークエンス

　体力・運動能力が育成されるために，単に各種のスポーツや運動が単元として10数時間程度実施されるだけでは効果的でない．体力を高める運動，スポーツなど，どんな身体運動も子どもが力を出し切ることが欠かせない．それはとりもなおさず，常に体育授業が「よい授業」であることにほかならない．年間90〜105時間，週2〜3回の体育授業の1時間1時間がその機能を果たすだけでなく，年間を通じて，十分に機能しなければならない．そのためには学習材が，単に単元として展開されるだけではなく，年間を通じて授業時間の中でもバランスよく

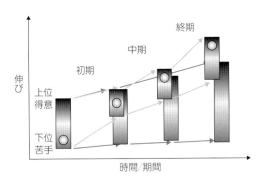

図8　身体能力向上の3段階モデル

プログラムされて行われていくことが必要である．

　また小学校から高校へのつながりでは，巧みさ→粘り強さ→しなやかさ・力強さへと身体諸機能の発達とともに重点的な運動の質を変え，低強度の運動から高強度へ，集団・スポーツ系運動から個人・フィットネス系へと拡大していく．さらに初期には身体能力下位群に焦点をあて，次第に中位群・上位群へと焦点をあてた指導（身体能力向上の3段階モデル，図8）も効果的な法則の1つである．

　こうしたプログラミングにより体育授業は楽しく，それでいて身体的にきつい運動でも力を出し切って行くことが，限りある体育時間のなかでは欠かせない．楽しいけれど楽な運動だけでは身体能力の獲得は不十分である．大変だったけれども楽しかった授業が求められている．

3）「子どもが力を出し切る」学級・学校づくり

　しかしこうした授業も，単に保健体育教師（体育主任）の力だけでは十分に機能しない場合も多い．子ども達が好ましい健康生活をしてこそ体調がよく，体調がよいからこそ「力を出し切る」ことができる．教師は「体育授業」の工夫だけにとどまるのではなく，「健康教育」としての「保健学習」や「食育」「保健指導」をも合わせて十分に展開していくことを強調したい．さらに拡大すれば，音楽祭や体育祭，マラソン大会，遠足や修学旅行などの学校行事が十分に機能し，学級・学年・学校に「よい雰囲気」「勢いがある」ことが重要であり，教師集団の共通理解のもとで実践される学校教育活動によりその学校が「勢いがあり」「よい雰囲気」であることが重要であり，また保健体育教師（体育主任）はそうした影響を与えていく中心的役割を果たしたい．

3．子どもの体力低下とその実態

1）体力上位県と下位県の違い

　近年子どもの体力が低下しており，低水準にある．たとえば背筋力は現在の男子はかつての女子レベルと報告する研究もある．その要因は多岐にわたっているが，学校の教育と家庭の生活が大きな影響を及ぼしている．体力上位県と下位県で比較してみると，週あたりの運動回数が違い運動習慣が影響しているが，朝食の喫食率やテレビの視聴時間にも差がみられ，神奈川

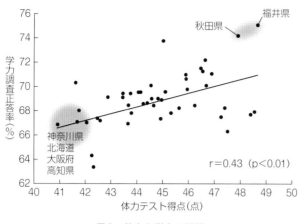

図9 体力と学力の相関

県は朝食喫食率が低く，3時間以上テレビをみる家庭・子どもの割合が高く，家庭での生活習慣が影響している．朝食欠食は体温や脳の温度の低下を引き起こしやすいし，自律神経失調状態に陥りやすい．また教育においては，上位県は「運動が好き，楽しい，上達した，将来授業が役立つ」との回答率が高く教師の授業力が高い．学校は「継続的な取り組みを実施，運動量を確保しティーム・ティーチングを実施している」などの比率が高くその取り組みにも差がみられる．「体力向上にかかわる施策やプロジェクト」「最終結果を報告」は上位群・下位群ともに実施しているが，「明確な目標値を設定し，具体的なフィードバック」では差があり，各都道府県の教育行政にも違いがみられる．これらの結果としての指標である体力と学力には相関があり，福井県や秋田県はともに高水準である（図9）．

2）生活習慣の悪化と健康状態の変調

テレビ・パソコン・携帯電話・スマホなどの登場と同時に子どもの外遊びは減少し，室内での遊びが激増している．そのため近年の子どもは多様な経験が圧倒的に不足している．大人約5,000人に対する調査では，子ども時代に「外遊び，自然体験，掃除，お手伝い，動物とのふれあい，」などを経験した人たちほど規範意識が高く，心優しくチャレンジャブルでさまざまな文化に触れる生活をしていることが判明している．ところがわれわれが行った神奈川県E市における調査では，小学校から中学校に至る9年間に，遅寝・遅起き・朝食欠食などが多くなり，それとともに「眠い，だるい，おなかが痛い，頭が痛い，やる気が起きない」などの不定愁訴が増加し，中学3年生では2人に1人が上記のような状態となっている（図10）．

こうした実態を受けたE市は市をあげての取り組みをしたところ，さまざまな改善がみられ，体力は神奈川県でも最高水準となっている．これは取り組みの成功例の1つであるが，全国ではこのような成功例は数多くあり，こうした取り組みの有無による影響も，子ども・学級・学年・学校・地域の差ともなっている．

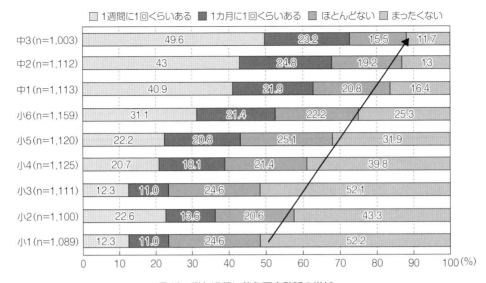

図10 学年進行に伴う不定愁訴の増加
「だるさ」や「疲れやすさ」を感じる割合.

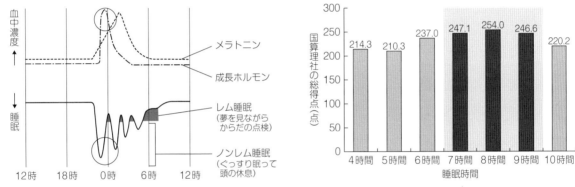

図11 睡眠とホルモン分泌の関係（メラトニン，成長ホルモン）（神山，2003，p19）

図12 睡眠と学力の関係
適切な睡眠は高得点につながる.

3）からだは夜つくられる

「運動するとからだができる」は運動生理学的には正しくない．実は，運動によって筋肉は破壊され，骨にはマイクロクラック（微細骨折）が起き，赤血球も壊される．しかしその後，原材料を食事でしっかりとり，睡眠をとることによって，タンパク合成が進み，骨形成が促進され，赤血球が再生されていく．夜になると，脳の松果体から眠りを促す「メラトニン」が分泌され，その約1時間後には脳下垂体から成長ホルモンが大量に分泌され，このときに破壊された筋肉・骨・血液は再生されるのである（図11）．

つまり「寝る子は育つ」は生理学的にも正しいといえる．しかし最近は遅寝遅起きと就床時刻と起床時刻の遅延化が起き，また睡眠時間の短縮傾向が顕著となっている．

近年の脳科学研究では睡眠と海馬（記憶の中枢）は関連しており，よく寝た子どもの海馬は不適切な睡眠の子どもより約10％太いことが報告されていて，睡眠と学力の関係も証明され

つつある．

　約8時間の睡眠の子どもの学力が最も高く，寝過ぎも寝不足も低い（図12）．また「うつ」スコアを調査した研究では7時間程度の睡眠の大人が最もうつスコアが低いことや，別の研究でも糖尿病の罹患率が低いことが判明しており，子どもから大人まで，適切な睡眠はわれわれの健康にとってきわめて大切な生活習慣といえる．

文　献

神山　潤（2003）子どもの睡眠－眠りは脳と心の栄養－．芽ばえ社．
小澤治夫（2010-2012）子どものからだのサイエンス．MEDEX JOURNAL，70号－105号．
中嶋由佳，小澤治夫（2005）元気が出る体育授業のつくり方．子どもと発育発達，3：169-172．
小澤治夫，樽谷将志（2005）教具を活用した「よい体育」の授業づくり．教職研修，34（1）：100-103．
小澤治夫（2006）子どものからだに働きかける学校体育．体育科教育，54（7）：18-21．
小澤治夫（2009）子どもの発達段階に応じた運動指導の工夫．教職研究，37（12）：32-35．
小澤治夫（2010）体育授業を料理する－よい体育授業の作り方－．ハンドボール研究，12：3-11．
小澤治夫（2011）学びの基盤は元気な「からだ」と規則正しい生活習慣．教育研究，1313：14-17．
小澤治夫（2013）小児期の体力・意欲・学力の向上と体育の役割．日本臨床スポーツ医学会誌，21：541-543．
高橋健夫編著（2003）体育授業を観察評価する．明和出版．

索　引

[あ行]

アイスブレイク　94
アクシデント　37
アスペルガー症候群　50
アセスメント　52, 53, 56
遊び　4, 43, 45
　——環境　87, 88
　——空間　75
　——時間　7, 74, 84
　——仲間　7, 75, 84
　——の時代　43
　——のバリエーション　89
　——のレパートリー　89
　——場　4, 7, 84
　運動——　4, 53, 74, 84, 85, 86, 87, 88, 92
　ごっこ——　4
　自由——　68, 69
　集団——　89
　砂——　4
　造形——　4
　外——　107
　伝承——　89
　ボール——　4, 88
亜脱臼現象　32
アダプテッド・スポーツ　54, 55, 56
安静時脈拍数　24

いざこざ　42
一斉活動　67
一斉指導　46, 56
移動運動　63, 65, 67
意図的教育　46
　無——　46
イヤイヤ期　40
意欲　3, 7, 9, 44, 47, 77, 81
インクルーシブ教育システム　52

動きの質　65
動きの習得　77
動きの種類　9
動きの洗練化　8, 9
動きの多様性　8
動きの未熟さ　69
う歯　12
運動意欲　56
運動学習　64
運動器　30
　——症候群　54
運動機能　8
運動強度　96
運動経験　9, 64, 69, 77, 78
運動実践　75, 80, 81
運動習慣　3, 72, 80, 106
運動スキル　57, 63, 66
運動制御機能　8, 78
運動能力　87
　——の高い子ども　68
　——の低い子ども　68
運動発達　7, 53, 62, 64
運動プログラム　80, 87

腋窩温　13, 14

おかしさ　13, 59
怒る　85, 86
オスグッド病　32, 34
おすわり　62
遅寝遅起き　108
お手伝い　5, 6, 107
鬼ごっこ　4
オノマトペ　104

[か行]

解決　45
海馬　108

核家族　75
学習指導要領　6, 58
学力　3, 4, 77, 107, 108
　　——テスト　3
かくれんぼ　4
課題　45
　　——解決学習　46
　　——解決型指導　79
　　——の明確化　56
学級崩壊　16
学校の管理下の災害　32
学校保健統計調査　12, 22
活動強度　73, 80
活動量　96, 102
カリキュラム編成　105
川崎病　26
感覚的身体表現言語　104
環境　9, 19, 40, 54, 63, 79
　　——白書　74
　　外的——　2
　　内的——　2
観察的動作評価　53
感情の共感　45
関心　9, 40, 42, 46, 86, 88, 105
関節外傷　32
汗腺数　27
冠動脈　26
管理指導表　26
寒冷昇圧試験　14

擬音語　104
危険回避能力　77, 87
擬声語　104
規則の理解　45
基礎代謝量　27
擬態語　104
機能の喜び　44
規範意識　77, 79, 81

基本的運動能力　88
基本的動作　65, 68
ギャロップ　67
教育的ニーズ　52
教育的配慮　81
教具　102, 103
　　——の活用　102
器用さ　77
教材研究　59
協調性　77, 81, 85
興味　9, 40, 42, 43,, 46, 88, 105
規律　77
気力　7
筋・腱複合体　30
筋力　35, 40, 77, 105

空間認識　78
組テスト　75

脛骨粗面　32
ゲーム所有率　74
怪我　7
月経周期　35
血尿　26
月齢差　36
健康寿命　54
健康　7, 12, 24, 76, 87, 88
　　——教育　106
　　——生活　18, 106

合意形成　52
交感神経　14
高血圧　24, 77
構造化　55
巧緻性　90, 94
肯定的な自己評価　41
興奮過程　15
合理的配慮　51, 52

索　引　111

呼吸器　24
国際機能生活分類　54
心の理論　41
個人差　2, 67, 81, 84, 105
骨折　32, 33, 108
　　裂離――　34
骨端症　32, 34
骨密度　32
骨量　30, 31, 35
固定大型遊具　68
固定遊具　9
子どものからだと心・連絡会議　12, 14, 16
子どもの体力低下　4, 6, 106
個別指導　46, 57
コミュニケーション　7, 98, 104
　　――能力　45, 77, 88, 90
　　ノンバーバル――　104
　　バーバル――　104
困難さに対する配慮　58

[さ行]

罪悪感　47
最大身長増加年齢　23
坐高　23
挫傷　32
三間（時間・空間・仲間）　74

シーバー病　34
しかけ　79
叱り方　85
叱る　85, 86
糸球体　26
持久力　2, 7, 105
　　全身――　77
事故　7
自己肯定的　41
自己効力感　77
自己主張　40, 45

自己統制力　3
自己認識　69
自己評価　41
自己抑制　45
脂質代謝異常　77
視床下部　27
姿勢　62
　　――制御　62
　　――制御機能　63
　　――変化　63
自然体験　107
自然発育　2
自他の関係理解　40, 41, 45
悉皆調査　3
しつけ教育　19
質的な観察評価　76
疾病・異常被患率　12
指導言語　102, 104
指導者　79, 84, 85, 86, 87, 90, 102, 104
　　――の基本　84
シナプス　27
社会性　3, 77, 85, 86, 87
社会生活基本調査　5, 6
社会適応能力　77
社会的なルールの獲得　40
自由活動　67
集中力　3, 86
自由保育　46
循環器　24
順序性　62, 67
瞬発力　92, 94
昇圧反応　14
小1プロブレム　16
障害者権利条約　51
生涯スポーツ　54
少子化　5, 75
上達の障壁　64
上腕骨顆上　32

食育　106
初経発来　35
除脂肪量　31
女性ホルモン　35
自律神経機能　13, 15, 27
自立的スキル　69
自立の欲求　40
腎炎　26
腎機能　26
神経機能　7, 64
神経系　27, 62, 69, 105
　　――の働き　62
神経調節　63
身体活動　2, 4, 7, 18, 37, 80
　　――習慣　37
　　――量　73, 74, 80
　　――量計　73
身体機能への信頼　44
靭帯損傷　32
新体力テスト　3, 52, 53, 75
身長　2, 22, 30
心拍出量　24
心拍数　25
心理社会的危機　47
心理社会的発達　45

睡眠　13, 17, 108, 109
　　――時間　19, 108
　　――導入ホルモン　17
スキップ　67
スキャモンの発育曲線　22
ストレス　35
スポーツ外傷　36, 37
スポーツ基本計画　72
スポーツ権　51
スポーツ障害　36, 37
スモール・ステップ　57, 86
　　道具の――　57

　　目標の――　57
生活時間　6
生活習慣　8, 17, 76, 77, 79, 80, 107, 109
　　――病　54, 77
生活動作　69
成功体験　8, 56, 77, 86, 88
性差　22, 67
成熟時臓器重量　22
成熟速度　84
青少年の体力低下　2
生体リズム　13
成長障害　37
成長軟骨層　30, 32, 35
成長軟骨損傷　37
成長ホルモン　108
積極性　3, 43, 44, 47
設定保育　46
全国体力・運動能力，運動習慣等調査　72
喘息　25, 26
先天性心疾患　25
前頭前野　78
前頭葉機能　13, 15, 16, 19

早期教育　19
臓器重量　22
走動作　53, 65, 76
粗大運動　63

[た行]

体温　13, 17, 107
　　――調節　13, 26
　　――調節中枢　27
体格　2, 22, 23
体験　42
体脂肪率　23
体重　2, 22, 26, 32, 35
対人関係　7, 45, 57

態度　8, 40, 44, 47, 57
体得　81
大脳新皮質　15
体力　2, 4
　　――・運動能力　2, 3, 7, 64
　　――・運動能力調査　2, 64
　　――向上　6, 76, 87
　　――向上プログラム　3
　　――測定値　72, 74, 75
　　――低下　4, 106
　　――低下問題　6, 73
巧みさ　77, 105, 106
他者理解　45
脱水　26
達成感　76
打撲　32
多様な動き　7, 9, 80

チームワーク　85
肘内障　32
朝食喫食率　107
朝食欠食　107
調整機能　66
跳動作　66
跳躍動作　53

つかまり立ち　62

低体温傾向　13
適合　54
テレビゲーム　4, 74, 80
伝導速度　27

橈骨遠位部　32
動作課題　86
動作の獲得　64, 67
動作の観察評価　75
動作の習熟　64, 67

動作の洗練化　67
動作の多様化　67
動作の未熟さ　69
動作パターン　65, 66
動作発達得点　65
投動作　53, 66, 76, 88
道徳教育　19
特別支援教育　55
特別な支援を必要とする生徒　56
トレーナビリティ　67

[な行]

仲間関係　86
習い事　5, 74

苦手意識　56, 76, 88
二極化現象　2
21世紀出生児縦断調査　5
日常生活行動　69
尿蛋白　26
尿糖　26
人間関係の広がり　41
認知的機能　3
認知的能力　7, 41, 63, 76, 77, 78
　　　非――　76, 77

寝返り　62
熱発生　27
熱放散　27
ネフローゼ　26
捻挫　32

脳機能　78
脳・神経系機能　63
能動汗腺　27

[は行]

把握動作　63